DR ED. HAWTHORN
Interne des hôpitaux
Lauréat du Comité Médical des Bouches-du-Rhône
Prix des Internes (1901)
Prix Rampal (1902)

RECHERCHES

SUR LES

INFECTIONS DIGESTIVES

DU NOURRISSON

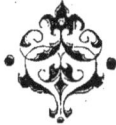

MARSEILLE
IMPRIMERIE MARSEILLAISE
Rue Sainte, 39

1902

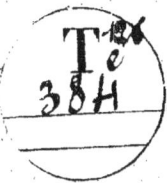

Dᴿ Eᴅ. HAWTHORN

Interne des hôpitaux
Lauréat du Comité Médical des Bouches-du-Rhône
Prix des Internes (1901)
Prix Rampal (1902)

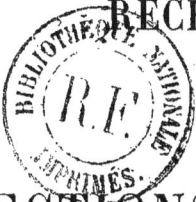

RECHERCHES

SUR LES

INFECTIONS DIGESTIVES

DU NOURRISSON

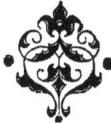

MARSEILLE
IMPRIMERIE MARSEILLAISE
Rue Sainte, 39

1902

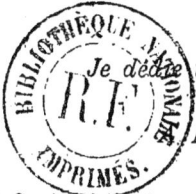

Je dédie tout particulièrement ce travail

A MA MÈRE VÉNÉRÉE

Sa vie a été un long sacrifice pour moi ; puissé-je lui donner longtemps encore des preuves de mon profond amour et de ma reconnaissance.

A MES MAITRES
de la Compagnie de Jésus

Ils n'ont cessé de me prodiguer leur dévouement pendant mon éducation et depuis mon entrée dans ma carrière ; qu'ils reçoivent ce faible témoignage d'une bien vive affection.

A MADAME CÉCILE DE LORIOL

Amie toujours si bonne et si dévouée, que je lui rends avec joie cet hommage de vive amitié et de reconnaissance.

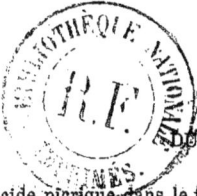

L'acide picrique dans le traitement du phagédénisme. — *Marseille-Médical*, 15 mars 1900.

De l'aniodol en vénéorologie féminine. — *Marseille-Médical*, 1er juin 1900.

De l'aniodol dans les affections blennorragiques des femmes. — *Bulletin Médical*, juillet 1900.

Note sur un cas de fièvre typhoïde à forme nerveuse. — *Marseille-Médical*, 15 juillet 1900.

L'extrait kératinique. — *Marseille-Médical*, août-septembre-octobre 1900.

Deux cas de gangrène par artérite métatyphique avec intervention chirurgicale. — *Comm. au Comité Médical des Bouches-du-Rhône*, 18 janvier 1901. (En collaboration avec M. Rouslacroix.)

Synostose dans un moignon conique d'emblée. — *Ibid.* (Avec M. Rouslacroix.)

Deux cas de thorax en entonnoir. — *Comité Médical des Bouches-du-Rhône*, 18 janvier 1901.

Deux cas de cancer du pancréas.— *Marseille-Médical*, 15 février 1901. (En collaboration avec M. Turcan.)

Sarcome prévertébral périaortique. — *Comité Médical des Bouches-du-Rhône*, 15 février 1901, et *Marseille-Médical*, 15 avril 1901.

Méningite tuberculeuse. Cytodiagnostic. — *Comité Médical des Bouches-du-Rhône*, 1er mars 1901. (Avec M. Collin.)

Présentation d'un kyste parovarien. — *Comité Médical des Bouches-du-Rhône*, 15 mars 1901.

Méningite cérébro-spinale métapneumonique à pneumocoques. — *Comité Médical des Bouches-du-Rhône*, 7 juin 1901, et *Marseille-Médical*, 1er juillet 1901.

Anévrysme du canal artériel chez un nouveau-né. — *Comité Médical des Bouches-du-Rhône*, 21 juin 1901.

Kyste hydatique primitif de la plèvre.— *Comité Médical des Bouches-du-Rhône*, 21 juin 1901, et *Marseille-Médical*, 15 novembre 1901.

Malformations faciales, craniennes et cérébrales chez un nouveau-né. — *Comité Médical des Bouches-du-Rhône*, 5 juillet 1901.

Urémie et insuffisance surrénale avec syndrome d'Addison.— *Comité Médical des Bouches-du-Rhône*, 8 novembre 1901, et *Marseille-Médical*, 15 décembre 1901.

Deux cas d'ectromélie longitudinale du membre supérieur. — *Comité Médical des Bouches-du-Rhône*, 15 novembre 1901.

Syndrome de Bénédikt. Tubercule solitaire du pédoncule cérébral droit — *Comité Médical des Bouches-du-Rhône*, 20 décembre 1901, et *Revue neurologique*, 15 mai 1902. (En collaboration avec M. le Professeur d'Astros.)

Méningite cérébro-spinale chez un malade atteint de tuberculose aiguë. — *Marseille-Médical*, 1er mars 1902. (Avec M. Bruneau.)

Gastro-entérostomie antérieure pour cancer du pylore. — *Comité Médical des Bouches-du-Rhône*, 7 février 1902.

La séro-réaction tuberculeuse. — *Réunion biologique de Marseille*, 27 mai 1902, in *Bull. Soc. de Biol.*

Sarcome primitif de l'intestin grêle. — *Comité Médical des Bouches-du-Rhône*, 20 juin 1902.

De la séro-réaction tuberculeuse. — *Marseille-Médical*, août, septembre, octobre 1902. (Mémoire couronné par le Comité Médical des Bouches-du-Rhône : prix Rampal.)

Un cas de rein unique; arrêt de développement du rein gauche. — *Comité Médical des Bouches-du-Rhône*, 10 octobre 1902. (Avec M. Bruneau.)

La flore microbienne dans les diverses régions de l'intestin du nourrisson. — Toxicité des matières fécales du nourrisson ; état normal et pathologique. — *Réunion biologique de Marseille*, 16 décembre 1902. in *Bull. Soc. de Biol. de Paris.*

PRÉFACE

C'est sous l'inspiration de M. le docteur L. d'Astros, professeur de clinique des maladies de l'enfance à l'École de médecine de Marseille, que nous avons entrepris des travaux pour contribuer à l'éclaircissement de la pathogénie des infections digestives chez les nourrissons. Cette thèse en résume une partie. La méthode que nous avons suivie est exposée plus loin ; elle nous a été indiquée par M. d'Astros lui-même.

Nous tenons à remercier cet excellent maître de ses bonnes leçons, de la sollicitude qu'il nous a constamment témoignée et de la libéralité avec laquelle il nous a admis dans le laboratoire de l'*Institut Départemental de Bactériologie* des Bouches-du-Rhône dans lequel nous poursuivons nos recherches.

M. le docteur Alezais, professeur suppléant à l'École de médecine de Marseille, nous a toujours témoigné l'intérêt le plus amical ; c'est avec un vrai plaisir que nous saisissons l'occasion de lui témoigner notre amitié et notre dévouement.

Nous avons rencontré à l'École et dans les Hôpitaux de Marseille de bons maîtres dévoués auxquels nous tenons à exprimer tous nos sentiments de gratitude. Ceux auxquels nous pensons sauront se reconnaître dans ces lignes.

En quittant nos camarades d'études, nous emportons le souvenir de relations très cordiales qui s'affirmeront, nous l'espérons, encore davantage. Quelques-uns sont devenus nos amis, et nous espérons que notre union sera toujours plus étroite.

Nous ne saurions oublier l'accueil si bienveillant que nous avons reçu, à Lyon, de M. P. Courmont, professeur agrégé à la Faculté de Médecine ; nous gardons le meilleur souvenir des instants passés avec lui. M. le professeur Weill, après nous avoir reçu de la manière la plus cordiale, a bien voulu nous faire l'honneur de présider notre thèse ; nous l'en remercions vivement.

RECHERCHES

SUR LES

INFECTIONS DIGESTIVES DU NOURRISSON

INTRODUCTION

Sans nous attarder à refaire, après tant d'autres,
l'historique des innombrables recherches publiées sur
l'étiologie et la pathogénie des troubles digestifs du
nourrisson, nous voulons brièvement rappeler le point
auquel était arrivée cette intéressante question au
moment où nous avons commencé nos travaux.

Dans le court espace de quelques années, les diverses
écoles avaient apporté une importante contribution ; les
publications de Booker, Lesage, Baginsky, Heubner,
Czerny, Escherich, Epstein, Marfan et leurs élèves
s'étaient succédé sans interruption, et les travaux du
Congrès de Paris tenu en 1900 venaient de réaliser une
vaste synthèse des idées nouvelles et des conceptions
propres à chaque école.

On ne s'en tient plus maintenant aux idées de
Virchow qui distinguait simplement : 1° des entérites
dyspeptiques; 2° des entérites *catarrhales*; 3° des

entérites *folliculaires*. L'étude des microbes intestinaux commencée en 1885 avec Escherich, révolutionnant tout, a suscité nombre de théories nouvelles, souvent diamétralement opposées, parfois excessives.

W. Booker, étudiant les diarrhées d'été, accuse les microbes seuls de tout le mal et s'efforce de mettre les formes cliniques en rapport avec des lésions et des bactéries déterminées. Il distingue : 1° la diarrhée *dyspeptique* non inflammatoire à selles acides due au *B. Coli* ; 2° la gastro-entérite à *Proteus vulgaris* avec lésions peu profondes et intoxication générale (choléra infantile) ; 3° la gastro-entérite *streptococcique* avec ulcérations intestinales et infection générale.

Lesage ne reconnaît qu'une seule cause à tous les troubles intestinaux : l'infection digestive, susceptible d'engendrer toutes les formes de gastro-entérites.

D'un autre côté, Czerny et ses élèves rejettent à peu près complètement le rôle des microbes, du moins comme cause primitive; pour eux, il y a une dyspepsie qui entraîne fatalement l'intoxication acide ; celle-ci, à son tour, favorise l'infection, en portant atteinte aux propriétés de défense de l'organisme.

Sans admettre l'intoxication acide, Biedert, s'appuyant sur les résultats de la thérapeutique, fait aussi jouer le premier rôle aux phénomènes dyspeptiques et relègue au rang des conséquences les fermentations microbiennes.

Baginsky, d'autre part, se plaçant entre deux extrêmes, attribue aux micro-organismes une influence prépondérante, mais en rejetant *toute spécificité microbienne* dans l'étiologie des troubles digestifs; après avoir classé à part les troubles fonctionnels simples, il admet que troubles fonctionnels et processus graves, accompagnés de lésions anatomiques, .ont pour origine : 1° des *infections* ou *intoxications endogènes* (exaltation de virulence des saprophytes intestinaux, produits toxiques fournis par ces microbes aux dépens des matières alimentaires); 2° des *infections* ou *intoxications exogènes* (microbes ou poisons venus du dehors avec les aliments). La réaction de l'intestin entraîne bientôt des lésions anatomiques de ce dernier et le syndrome clinique s'établit en rapport avec leur étendue et leur degré.

Epstein et l'école de Prague, au contraire, tout en faisant jouer aux micro-organismes un rôle capital, admettent qu'il s'agit d'une maladie *primitive de l'intestin,* les altérations du contenu intestinal n'en étant que la conséquence.

Escherich, s'occupant moins des lésions anatomiques, cherche à préciser davantage le rôle étiologique des microbes. Après avoir fait la part des dyspepsies d'origine non microbienne, qu'il croit fort petite, il aborde les infections intestinales et les divise ainsi :

1° *Intoxications ectogènes* dues à la décomposition des aliments par les microbes avant leur ingestion.

2° Infections *endogènes*. Mais ici il se sépare de Baginsky et de Marfan et considère comme endogène tout ce qui se passe à l'intérieur du corps; ainsi, il ne groupe plus seulement sous ce titre la fermentation anormale d'aliments stériles sous l'action d'une exaltation de virulence des saprophytes habituels de l'intestin, mais, dit-il, « même dans ce cas classique de fermentation endogène, les bactéries *sont venues du dehors,* elles n'appartiennent pas à la flore normale et je me sers dans ces cas du terme plus précis de : *infection du contenu intestinal* ou *chymusinfection.* »

3° Enfin dans une dernière classe il range ce qu'il appelle les infections intestinales vraies ou *maladies infectieuses de l'intestin* dans lesquelles l'action des microbes porte tout d'abord sur la paroi intestinale.

Enfin Marfan, groupant les données expérimentales des divers auteurs et se basant sur ses propres constatations, propose cette classification étiologique : 1° les gastro-entérites *dyspeptiques* ; 2° les gastro-entérites *infectieuses primitives (infection ectogène)* ; 3° les gastro-entérites *toxiques primitives (intoxications ectogènes)* ; 4° enfin les gastro-entérites *secondaires* à une maladie générale.

Cet auteur déclare que le rôle des bactéries, pour certain qu'il soit, n'en est pas moins très obscur, si l'on considère la fréquence des infections digestives malgré la stérilisation du lait et il admet que le point de départ le plus fréquent réside dans l'action des toxines élaborées dans le lait avant la stérilisation. Pour lui, rien n'est donc moins certain que l'infection endogène et les théories qui ont servi à l'édifier. Nous voilà loin des idées de Baginsky et même de celles d'Escherich qui tient le milieu entre ces deux auteurs.

En somme, quatre éléments : la *dyspepsie*, l'*infection du contenu intestinal*, sa *toxicité* et les *modifications de la paroi* du tube digestif s'engendrent et se combinent mutuellement de manières diverses et concourent ainsi à la production de syndromes cliniques très variés.

Si loin qu'elle ait été poussée, l'étude de chacun de ces éléments laisse encore de nombreuses inconnues sans solution et leur action respective reste souvent obscure. Chaque auteur, plus spécialement adonné à l'étude de l'un d'eux, tend à lui accorder une importance prépondérante dans la genèse des troubles digestifs du nourrisson ; cette tendance doit faire place à une étude synthétique comportant l'analyse simultanée de chacun de ces éléments à propos de chaque cas clinique et surtout exempte de toute idée préconçue. C'est seulement ainsi qu'il sera possible d'attribuer leur vraie valeur aux données fournies par l'observation et l'expérimentation et de se faire une idée juste de leur signification. Voilà l'idéal que nous visions en entreprenant nos recherches.

Assurément, nous n'avons pas la prétention d'avoir recueilli, dans un peu plus d'un an, un nombre suffisant d'observations pour pouvoir aborder la discussion générale de la pathogénie des gastro-entérites des nourrissons. La nécessité d'étudier à propos de chaque malade le chimisme, les fermentations et la toxicité de son contenu intestinal, l'état de son tube digestif, les modifications des échanges nutritifs et les complications secondaires, sans compter les recherches snr divers points inconnus que nous a suggérées le développement de nos travaux, tout cela nous a mis dans l'impossibilité de recueillir simultanément plusieurs observations. Nous nous attacherons donc surtout à exposer dans ce travail quelques notions nouvelles que nous espérons avoir suffisamment établies, renvoyant à plus tard d'autres développements. Elles ont principalement pour objet : la flore microbienne des selles et du contenu intestinal dans les diverses régions du tube digestif ; la toxicité des matières fécales.

Pour la commodité de l'exposé, nous relaterons d'abord

les observations ; nous en aborderons ensuite la discussion, en indiquant au fur et à mesure par des renvois les passages auxquels celle-ci se référera.

Mais auparavant il sera utile de faire connaître la méthode qui nous a guidé dans nos recherches et que nous devons à notre excellent maître, M. le professeur d'Astros. L'étude des éléments morbides dans les troubles digestifs doit embrasser :

I. Les symptômes *localisés* à l'*intestin* comprenant :

1° L'élément *dyspeptique* : présence dans les selles d'albumine non digérée, de graisses en excès, de surabondance ou d'absence de bile, etc.

2° La *fermentation*, c'est-à-dire :

a. Nature de la flore.

b. Nature de la fermentation : *acide* (acides gras, acide lactique, etc.) ; *alcaline* (fermentation des albuminoïdes).

3° La toxicité du contenu intestinal.

4° L'élément *intestinal* proprement dit (catarrhe, entérite folliculaire; glaires, sang, épithélium, etc.).

II. Les symptômes de *généralisation* soit par intoxication, soit par infection généralisée. Dans ce groupe entrent :

a. La température du malade (formes fébriles, formes algides).

b. L'état général.

c. Le fonctionnement et l'état des reins.

d. Le fonctionnement et l'état du foie.

e. Les complications pulmonaires.

f. Les complications nerveuses.

g. L'état du sang.

Les procédés de recherche que nous avons employés ne

nous sont pas personnels. On les retrouvera dans les différents auteurs. Voici les principaux. La réaction des selles est déterminée par leur action sur le papier de tournesol. Leur composition chimique l'est à la fois par l'examen microscopique d'une particule étendue entre deux lames dans une goutte d'eau (bulles de graisse, aiguilles d'acides gras, formes cristallines, etc.) et par les réactions chimiques : (réaction de Millon pour les albuminoïdes et les peptones, liqueur de Gram pour l'amidon, acide azotique pour les pigments biliaires, etc.). Pour déterminer la flore microbienne nous nous sommes servi surtout des examens directs de selles colorées par la méthode de Weigert et de cultures par la méthode de Liborius-Veillon-Zuber pour l'isolement des différentes espèces,

Nous avons examiné ainsi toutes les selles des nourrissons que nous avions mis en observation.

Pour la recherche de la toxicité des matières fécales, nous avons injecté à de jeunes cobayes de 300 grammes environ des quantités toujours sensiblement les mêmes d'extraits obtenus successivement par l'alcool et par l'eau selon la méthode de Haushalter et Spillmann.

La description de tous ces procédés serait ici superflue et nous renvoyons pour plus de détails à ces divers auteurs.

CHAPITRE PREMIER

Observations

Disons-le tout de suite. Dans le service des enfants assistés de Marseille où nous avons fait nos recherches, nous n'avons rencontré cette année aucune infection digestive chez les nourrissons au sein. Les sept observations qui suivent se rapportent à des enfants alimentés au lait stérilisé. Un seul nourrisson (obs. I) prenait en même temps le sein (deux fois par jour). Nos conclusions ne seront donc applicables qu'à l'allaitement artificiel. Sur ces sept cas, il y a une dyspepsie simple (obs. I), quatre infections digestives aiguës primitives (obs. II à V), une infection digestive aiguë greffée sur une gastro-entérite chronique (obs. VI), une toxi-infection digestive secondaire à une septicémie (obs. VII). (1).

OBSERVATION I

Dyspepsie simple. — Enfant de 2 mois et demi ; allaitement mixte.

Très beau à sa naissance, il pesait 3.700 gr. Sa mère lui donnait le sein à tout bout de champ et y ajoutait des tétées d'un

(1) Nous ferons remarquer dès maintenant que le lait du service était stérilisé peu de temps après la traite ; de plus, dans les six observations d'infection digestive que nous rapportons, il s'est toujours agi de cas isolés. Si le lait eût contenu quelque principe infectieux ou toxique les autres nourrissons de la crèche en auraient souffert également

biberon dans lequel entrait un mélange de lait de vache, de crème d'orge et d'avena. Aussi dès le 15° jour l'enfant s'est mis à dépérir ; pas d'autre trouble digestif apparent que de la constipation.

Au bout de dix à douze jours de maladie, traitement, qui a consisté surtout en une diminution de l'alimentation. L'enfant a repris, mais depuis trois semaines la mère a commis de nouveaux écarts de régime et depuis 8 jours il présente derechef les mêmes symptômes : maigreur, dépérissement, constipation, quelques vomissements de suite après les têtées. Le poids à l'entrée = 3.500 gr.

Le jour de l'entrée, du 20 au 21 juillet, trois selles. La première a la couleur et la consistance du mastic, est assez homogène et présente quelques grumeaux jaunes et verts. Réaction *neutre*, faiblement *alcaline* par places ; caséine abondante ; globules graisseux assez rares, acides gras en quantité notable, grains d'amidon très nombreux.

Odeur putride très marquée. *Flore bactérienne* : l'espèce prédominante est constituée par un bacille épais (1μ) à bouts carrés, d'une longueur variant de 2 à 8μ ; les formes longues sont fréquemment incurvées et quelques-unes présentent un renflement terminal avec spore. Ce bacille reste coloré en bleu par la méthode de Gram. En culture, il offre les caractères d'une bactérie protéolytique, appartenant à la famille des *Tyrothrix* de Duclaux. Dans la préparation on le rencontre presque exclusivement dans les amas de substance albuminoïde ; les éléments épars sont rares. Nous relevons encore : un bacille mince, droit, effilé aux deux extrémités, bleu, de 2μ environ de longueur assez rare, (cette espèce est anaérobie et rappelle le *Bifidus* de Tissier) : quelques cocci à gros grains arrondis, bleus, disséminés sans mode spécial de groupement (cette espèce n'a pu être isolée).

Enfin quelques rares cocco-bacilles rouges groupés en petits amas ; ces derniers appartiennent au *B. coli*.

La deuxième selle présente les mêmes caractères que la première, mais sa réaction est *acide*. La flore est la même ; les formes sporulées du Tyrothrix sont un peu plus nombreuses.

La troisième selle émise après douze heures d'un régime régulier au lait de vache stérilisé et coupé aux deux tiers est plus liquide, moins homogène que les précédentes et se compose d'une

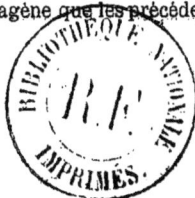

2

abondance de petits grumeaux colorés en vert ; peu de bulles de graisse, pas d'acides gras, ni de caséine, ni d'amidon. Réaction très faiblement acide, odeur peu putride. La flore se compose presque exclusivement des protéolytes déjà signalés, à peu près tous sporulés à leur extrémité. Les autres espèces n'ont pas varié, mais sont encore en nombre infime.

Du 21 au 22 juillet, une seule selle blanc grisâtre, striée de vert; consistance de mastic, bien liée ; *acide*; caséine notable, mais en bien moindre quantité que la veille, acides gras, pas de graisse en bulles, ni d'amidon.

Flore bactérienne : l'espèce prédominante est un bacille mince, long de 2 à 3μ, effilé aux deux extrémités, droit ou incurvé, coloré en bleu par le Gram, mais irrégulièrement à ses extrémités ; identifié au Bifidus. Protéolytes beaucoup moins abondants, raccourcis, la plupart sans renflement terminal. Diplocoques à grains assez ténus, ovoïdes, bleus ; identifiés à l'*entérocoque*. Coli-bacilles (1) plus abondants ; nombreux cocci arrondis à gros grains rouges (n'ont pu être isolés).

L'enfant prend le sein de sa mère deux fois par jour, matin et soir : dans l'intervalle tétées régulières de lait de vache stérilisé coupé à moitié.

Du 22 au 23 juillet, trois selles ; elles présentent toutes les trois les mêmes caractères : consistance de pâte molle, teinte grisâtre, tachées par places de jaune et de vert, grumeaux blancs abondants, odeur putride encore marquée. Réation *fortement acide*. Fines bulles de graisse en quantités énormes ; caséine notable. *Flore bactérienne* : l'espèce prédominante est encore le Bifidus, mais les formes sont plus courtes; plus fréquemment géniculées ou terminées en massue.

Les Protéolytes, moins abondants qu'au début, sont pourtant plus nombreux qu'hier. Les espèces décolorées par le Gram, sont toujours en infériorité numérique très marquée.

Du 23 au 24 juillet, l'enfant s'alimente bien, ne vomit pas.

Les selles au nombre de trois sont plus molles, bien liées ; les parties colorées en jaune et en vert sont plus abondantes, grumeaux blancs moins nombreux. Petites traînées de mucine,

(1) Nous ne désignons sous le nom de *coli-bacille* qu'une espèce décolorée par le Gram. Nous n'admettons pas le coli-bacille *bleu* d'Escherich ; c'est une autre espèce, isolée depuis par Tissier.

Réaction *fortement acide*, caséine notable. Fines bulles de graisse en moindre quantité qu'hier. *Flore bactérienne* : la même que la veille, mais la proportion de l'espèce dominante s'est encore notablement accrue. Le Coli est en proportion infime.

Le 25 juillet, l'enfant a gagné 80 grammes. Poids 3.580 gr. Fatiguée de venir le nourrir à l'hôpital, la mère l'emmène ; les deux selles émises depuis la veille sont plus molles, plus jaunes que les précédentes, leur odeur est moins putride, la réaction très acide, mais il y a encore excès de caséine. La flore microbienne n'a pas varié.

TOXICITÉ DES MATIÈRES FÉCALES du 21 juillet.— L'injection sous la peau d'un cobaye de 280 grammes des extraits alcoolique et aqueux de 10 grammes de matières (méthode de Haushalter et Spillmann) provoque une baisse de poids assez forte et rapide jusqu'à 245 grammes. L'animal s'alimente peu et oscille autour de ce poids pendant six jours, puis remonte lentement. Guérison au bout de douze à quinze jours.

OBSERVATION II

Infection digestive aiguë primitive. — Guérison. — Enfant du sexe masculin, né le 26 juin 1902. Poids à la naissance : 2.900 gr. Poids à l'entrée : 3.000 gr. Nourri au sein jusqu'au 15 juillet, il est mis ensuite au biberon ; l'enfant se porte bien jusqu'au 18 juillet. Dans la nuit du 18 au 19, il pleure sans discontinuer ; le matin, la température monte à 38°,5 ; le faciès est blafard, terreux ; les yeux sont excavés, le cri très faible ; pas de vomissements ni de diarrhée, mais les selles ne sont pas normales. L'enfant en rend deux dans la journée.

Première selle, vert foncé, épaisse et dure, très homogène, *acide*. La réaction d'Ueffelmann décèle une notable proportion d'acide lactique ; la caséine en abondance constitue la majeure partie de la masse ; bulles graisseuses en léger excès ; pigments biliaires en proportion élevée.

Flore microbienne : l'espèce dominante est un bacille épais de 0 μ 8, de longueur variable (mais la plupart des bâtonnets ont en majeure partie 2 à 3 μ), à bouts carrés, bleu, formant d'épais amas agglomérés surtout dans les îlots d'albumine. Les isolements nous ont fait reconnaître deux espèces protéolytiques : le *Proteus vulgaris* (?), l'espèce précédente, et un *Tyrothrix*, celui-ci moins abondant que le premier et qui se retrouve dans les selles mêlé au Proteus, reconnaissable à ses bâtonnets courts, arrondis aux extrémités, épais, colorés en bleu par le Gram, sauf au centre qui demeure clair avec une faible teinte rouge. Notons encore : un petit bacille court assez mince, bleu, renflé à ses deux extrémités, qui n'a pu être isolé ; un bacille fin, long, flexueux, bleu, probablement le *B. exilis* de Tissier ou le *B. acidophilus* de Moro (1). Les deux dernières formes en très petit nombre. Enfin rares échantillons de *B. coli* et quelques cocci décolorés par le Gram.

Deuxième selle, jaune, épaisse, moins dure, encore assez homogène, panachée de vert, odeur légèrement putride. Réaction très *acide*. Caséine un peu moins en excès que dans la précédente selle ; bulles graisseuses et pigments biliaires en abondance ; traînées de mucine. *Flore bactérienne* : la même que dans la précédente selle. L'enfant est mis à la diète hydrique alcaline absolue (eau de Vichy bouillie).

Du 19 au 20 juillet, deux selles seulement : la première, dans la nuit, est très molle, presque liquide, mais assez bien liée, sans grumeaux. Jaune, légèrement panachée de vert, elle a une odeur fade moins putride. Réaction faiblement *alcaline*. Les bulles de graisse ont disparu, la caséine a très notablement diminué ; les traînées glaireuses sont toujours abondantes. La flore bactérienne s'est sensiblement modifiée, les deux espèces protéolytiques mentionnées plus haut se retrouvent en abondance dans les rares amas d'albumine qu'on rencontre encore; mais, au total, la prédominance appartient à deux variétés de cocco-bacilles rouges identifiées, l'une au *B. coli*, l'autre au *B. lactis aerogenes* ; notons encore de nombreux diplocoques très fins, à grains arrondis, bleus, qui n'ont pu être isolés. La diète hydrique était instituée depuis 12 heures au moment de l'émission de cette selle.

La deuxième selle, émise 11 heures plus tard, est solide, bien homogène, vert foncé, panachée de stries jaunes ; odeur fade,

(1) Nos examens de culture n'ont pas été assez probants pour permettre la détermination exacte de cette espèce.

non putride. Fortement *alcaline*. Pas de graisse, l'albumine a presque complètement disparu ; mucine abondante. *Flore microbienne* : les différences qui s'accusaient dans la selle précédente sont allées s'accentuant. La prédominance du B. coli et du B. lactis est encore plus frappante ; mais la quantité totale des bactéries semble avoir diminué.

L'urine émise dans la journée contient en suspension de fins grumeaux blanchâtres qui lui donnent un aspect lactescent, solubles dans les acides minéraux et par la chaleur. Albuminurie notable (0 gr. 50 par litre) ; indican et pigments biliaires abondants.

Le 20 juillet, l'aspect de l'enfant est le même, mais son cri témoigne plus de vigueur ; la nuit a été plus calme. T : 36°,7.

Alimentation au lait d'ânesse, eau de Vichy bouillie dans l'intervalle des tétées.

Du 20 au 21 juillet, deux selles. La première peu abondante, de consistance pâteuse, verte, panachée de jaune, *alcaline*, bien liée ; même composition chimique et même flore que dans la précédente.

La deuxième, épaisse, pâteuse, bien liée, jaune teintée de vert par endroits, est faiblement *alcaline*, ne contient ni graisse ni caséine ; mucus beaucoup moins abondant. *Flore* complètement transformée. Les Protéolytes ne sont plus qu'une exception ; le B. coli et le B. lactis sont un peu plus nombreux que les précédents, mais l'espèce de beaucoup prédominante est le diplocoque arrondi, bleu, signalé la veille et qui n'a pu être isolé. La quantité totale des bactéries a encore sensiblement diminué depuis hier.

Les urines, beaucoup plus claires, contiennent moins de grumeaux en suspension, sont riches en urates, en albumine (0 gr. 30 par litre), en pigments biliaires. L'indican a diminué. Leur réaction est nettement *acide*. Il y a en même temps relèvement de l'état général : yeux moins excavés, cri plus vigoureux. T : 37°,4.

Augmentation de la quantité de lait d'ânesse. Potion à l'acide chlorhydrique.

Du 21 au 22 juillet, deux selles d'un jaune foncé verdâtre, homogènes, neutres ; pas de graisse, pas d'albumine ; un peu de pigments biliaires. *Flore* : les diplocoques bleus prédominent toujours, mais sont un peu moins abondants. Protéolytes rares ;

B. coli nombreux. Apparition de nouveaux échantillons : un fin bacille, bleu, assez long et droit ; quelques cocci arrondis, rouges, sans mode de groupement spécial.

Le 22 au matin, l'enfant *est mis au sein*.

Le 23 juillet, notable amélioration de l'état général. L'enfant prend le sein avec un peu de peine. Poids : 2.500 gr. Depuis la veille, deux selles jaune d'or, molles, bien liées. Réaction *neutre*. Pas d'éléments anormaux. *Flore* constituée en majeure partie par le B. coli ; disparition presque complète des Protéolytes et du diplocoque bleu. Apparition d'assez nombreux bacilles droits, minces, de 2 à 3 μ de longueur, effilés aux extrémités, bleus.

Urines claires, acides ; albumine : 0 gr. 25 ; traces d'indican.

Du 23 au 24 juillet, trois selles de composition et d'aspect normaux.

La flore comprend encore une assez grande quantité de B. coli, mais la prédominance appartient aux bacilles fins, bleus, effilés aux deux bouts, qui faisaient leur apparition hier. Les protéolytes ont totalement disparu, mais il y a encore des échantillons de ces diplocoques arrondis colorés en bleu par le Gram. Au total, il y a augmentation notable de la richesse microbienne.

Le 26 juillet, depuis 48 heures, selles normales, faiblement *acides*. Le dernier aspect de la flore s'est encore plus accentué. Le bacille fin, bleu est identifié au *B. Bifidus*. Apparition de quelques rares bacilles longs et minces colorés en rouge.

Urines acides ; albumine : 0 gr. 20 par litre. Traces d'indican.

Malgré le relèvement de son état général, l'enfant a beaucoup de peine à téter.

30 juillet. — Depuis le 26, deux à trois selles normales, acides, tous les jours : la flore ne subit pas de modifications appréciables. Le poids augmente lentement : 2.600 gr. Urines acides ; albumine : 0 gr. 15. Pas d'indican.

Le 13 août, il y avait encore de légères traces d'albumine au sulfate de soude.

Le 25 août, l'enfant part pour la montagne. Poids : 3.150 gr.

TOXICITÉ DES MATIÈRES FÉCALES. — Le 19 juillet, au moment où les troubles digestifs étaient au maximum nous avons fait avec 10 grammes de matières fécales prélevées dans le rectum de ce nourrisson un extrait alcoolique et aqueux que nous avons injecté à un jeune cobaye sain de 300 gr. Volume total de l'injection : 8 cm. c. Suites : l'animal ne présente pas de convulsions ; mais, le lendemain, nous le trouvons immobile, pelotonné sur lui-même, le poil hérissé, souffrant au moindre attouchement. Mort au bout de 30 heures avec contracture des deux pattes postérieures.

Le 3 août suivant, même expérience avec une égale quantité de matières sur un cobaye de 310 grammes, mais à partir du 10 août il se remet, reprend du poids et guérit malgré une escarre qui lui emporte une large surface des téguments abdominaux.

OBSERVATION III

Infection digestive aiguë primitive. — Guérison. — Enfant né le 16 avril 1902, sexe masculin, entré dans le service le 16 mai suivant. Poids à l'entrée : 4.400 gr. Bien portant, nourri jusque-là par sa mère. Mis provisoirement au biberon en attendant qu'une nourrice soit libre.

Le 4 juin, poids : 4.300 gr. seulement. Dans la nuit du 3 au 4, début d'une diarrhée avec selles liquides, jaunes, fréquentes. Pas de vomissements, mais le matin les yeux sont profondément excavés, le teint est terreux, le cri très faible. T : 37°,2.

Dès 7 heures du matin, diète hydrique absolue. A partir de ce moment jusqu'au lendemain matin, cinq selles diarrhéiques. La première complètement liquide, jaune, homogène, *acide*, contient une abondance de gouttelettes graisseuses, pas de grumeaux de caséine. La flore se compose de bacilles fins, droits ou incurvés, d'une longueur de 2 à 3 μ souvent groupés en diplobacilles, assez régulièrement colorés en bleu par le Gram (quelques éléments sont cependant en partie décolorés) ; cette espèce identifiée au *Bifidus* est assez abondante ; mais la prédominance appartient au *B. coli* et au *B. lactis aerogenes* dont les éléments sont presque aussi nombreux que ceux du Coli. Il y a, en outre, un diplocoque à grains régulièrement arrondis, bleus, très rare ; cette espèce n'a pu être isolée.

La deuxième selle, liquide, jaune légèrement striée de vert, homogène, à odeur un peu aigre, présente une réaction *acide* plus faible que dans la précédente. Les gouttelettes graisseuses sont

beaucoup moins nombreuses ; pas de caséine ; déchets épithéliaux très abondants. La flore demeure la même que dans la
selle précédente.

Les trois selles suivantes ressemblent en tout à la seconde.

Les urines sont assez abondantes, d'une couleur jaune bien
accusée. Réaction *acide*. Albumine : 0 gr. 30 par litre. Pigments
biliaires en quantité notable. Pas d'acides biliaires, ni d'indican,
ni d'acétone.

Le 5 juin, la diarrhée a une tendance à diminuer ; le faciès est
le même, mais le cri est un peu plus vigoureux. T : 37°,4.

A 11 heures du matin, première tétée au sein d'une nourrice ;
seconde tétée, le soir à 6 heures. Une seule selle dans la journée,
liquide, verte, abondante, franchement *alcaline*, sans albumine
ni graisse. Grand excès de pigments biliaires, abondance de cris-
taux de cholestérine. La majeure partie de la masse est constituée par des déchets épithéliaux. La flore s'est sensiblement modifiée : le Bifidus est beaucoup moins abondant ; le diplocoque bleu
a presque totalement disparu ; le B. lactis aerogenes et les B. coli
sont en très faible quantité. Notons enfin l'apparition d'un bacille
rouge très fin, de 0 µ 3 de large sur 1 µ 5 de long qui constitue
maintenant l'espèce prédominante. Les caractères de culture de
cette espèce la rapprochent singulièrement du coli-bacille dont
elle n'est peut-être qu'une variété.

Le 6 juin, le poids tombe à 4.050 gr. Pas de vomissements, le
lait de la nourrice est toléré ; la diarrhée diminue ; T : 37°,3. Deux
selles qui se présentent toutes deux avec les mêmes caractères :
demi-liquides, très vertes, bien liées, *faiblement alcalines*.
Quelques rares grumeaux d'albumine ; pas de graisse ; cholestérine moins abondante, diminution des déchets épithéliaux. La flore
s'est encore modifiée : le Bifidus est peu abondant. Le diplocoque
bleu a complètement disparu. Le petit bacille grêle signalé hier
est absent. Le coli-bacille à forme cocco-bacillaire prédomine.
Apparition de diplocoques rouges bien arrondis à gros grains.

Les urines, limpides et abondantes, sont acides. Albumine :
0 gr. 25. Pigments biliaires et indican en proportion notable.

Le 7 juin, l'amélioration de l'état général s'accentue, bien que
le poids ait encore baissé (4.000 gr.). Deux selles jaunes, de la
consistance d'une purée épaisse, striées de vert, assez bien liées.
Alcalines. La flore est la même que la veille. Pas de complica-

tions pulmonaires. L'enfant prend désormais le sein toutes les deux heures.

8 juin. — Pour la première fois, le sommeil a été parfaitement paisible. L'enfant tette bien ; une seule selle dans les 24 heures, jaune, bien liée, de la consistance d'une purée épaisse. Légèrement *acide* ; albumine et graisse en proportion minime. Pas de cholestérine ni de pigments biliaires. La flore se compose du Bifidus, seule espèce colorée par le Gram (nombreuses formes géniculées et mal colorées). Coli-bacille en proportion à peu près égale. Les diplocoques rouges ne se voient presque plus. Quelques échantillons d'un bacille rouge, très court et épais, à bouts carrés.

9 juin. — Une seule selle abondante, épaisse, jaune, bien liée, sans grumeaux. La réaction n'est pas identique dans toute la masse ; faiblement *acide* ou alcaline, suivant les endroits ; la réaction alcaline domine. Dans la flore c'est le Bifidus qui domine ; viennent ensuite le coli-bacille, puis de petits cocci très fins, régulièrement arrondis, bleus, un diplocoque lancéolé, bleu (identifié à l'entérocoque) et enfin quelques unités de diplocoques ovoïdes, assez fins, rouges.

Les urines contiennent plus d'albumine (0 gr. 40); pas d'indican; peu de pigments biliaires. Facies très pâle, un peu bouffi ; pas d'œdème à la face antérieure des jambes. Pas de complications pulmonaires.

10 juin. — Le poids remonte un peu (4.050 gr.). Les tétées se font bien. Une seule selle, jaune, épaisse, bien liée. Odeur légèrement fétide; *acide*. Albumine abondante ; gouttelettes graisseuses également. Pigments biliaires à l'état de traces. Pas de cholestérine ; les déchets épithéliaux sont revenus à leur quantité normale; la flore est la même que la veille, mais la prédominance du Bifidus s'est encore plus accusée.

11 juin. — L'amélioration progresse. Deux selles jaunes, épaisses, bien liées, *acides*, sans albumine, ni graisse en excès. La flore bactérienne prend de plus en plus l'aspect de la flore normale du nourrisson au sein. Le Bifidus envahit tout.

Dans les urines, traces d'indican. Albumine : 0 gr. 25. Pas de pigments biliaires.

13 juin. — L'enfant continue à prospérer. Selles tout à fait

normales. P : 4.100 grammes. Dans les urines, persistance de l'albumine, à la dose de 0 gr. 15 par litre.

1ᵉʳ juillet. — P : 4.850 grammes. La digestion est normale. Mais l'albuminurie persiste (0 gr. 10 par litre). Le facies est toujours pâlot.

10 juillet. — P : 5.150 grammes. Albumine : traces dans les urines.

16 juillet. — P : 5.300 grammes. Albumine : néant.

L'enfant part le 17 juillet pour la montagne.

TOXICITÉ DES MATIÈRES FÉCALES. — Injection à un cobaye de 300 grammes d'extrait alcoolique et aqueux de 10 grammes de matières prélevées dans le rectum, le 4 juin; injection sous la peau d'un volume total de 12 cm. c. Mort au bout de 28 heures sans convulsions.

Injection sous la peau à un cobaye de 290 grammes d'extrait alcoolique et aqueux de 10 grammes de matières prélevées le 20 juin. Baisse de poids jusqu'à 275 grammes. Malaise pendant quelques jours; guérison.

OBSERVATION IV

Infection digestive aiguë. Intoxication généralisée. — Mort. — Enfant né le 13 août 1902; entré dans le service le 23 août. Poids à l'entrée : 2.000 grammes. T : 37°,6. Nourri au sein depuis la naissance, il est mis au lait de vache stérilisé à son entrée; l'enfant, jusque-là bien portant, se met à crier continuellement. Malgré cela, il prend bien le biberon, n'a ni diarrhée, ni vomissement, ni température. Le 26 au matin, nous trouvons le facies un peu grippé; le poids a baissé : 1.950 grammes. Pas de température. Le soir à 5 heures, une selle dont l'odeur putride attire notre attention. Elle est dure, grise, mêlée de vert, *acide*. Gros grumeaux de caséine; larges bulles graisseuses en abondance.

La flore se compose presque exclusivement de diplocoques bleus, à grains fins régulièrement arrondis, sans capsule, formant çà et là de rares chaînettes de quatre ou six (espèce identifiée au *streptocoque d'Hirsch-Libmann*) ; viennent ensuite de nombreux coli-bacilles, rouges et quelques unités insignifiantes d'autres espèces.

27 août. — Mêmes caractères des selles. État général aggravé. Les yeux s'excavent, le cri s'affaiblit. T : 37°,6. Diète hydrique.

28 août. — L'enfant maigrit encore. Le cri baisse davantage. Le teint est terreux. L'intoxication générale est profonde.

Les matières sont peu abondantes, solides, bien liées. La première selle est fortement colorée en vert, la deuxième en jaune. Toutes deux sont *acides*; moins de caséine et de graisse; mais les grumeaux et les bulles sont toujours aussi volumineux. Même odeur putride. Pas de pigments biliaires. La flore microbienne s'est notablement modifiée; le streptocoque d'Hirsch-Libmann est extrêmement raréfié; la prédominance appartient, au contraire, à de gros diplocoques rouges ovoïdes, quelques-uns capsulés, formant de rares chaînettes. A côté, nous retrouvons des coli-bacilles en petite quantité, quelques fins bacilles bleus ressemblant au Bifidus, isolés en culture et se rapprochant du B. acidophilus de Moro ou du B. exilis de Tissier, et enfin des diplocoques bleus, lancéolés, capsulés, à gros grains (isolés et identifiés à l'entérocoque).

Respiration très bruyante à gauche, non accompagnée de râles.

29 août. — Reprise de l'alimentation avec du lait d'ânesse. Même état général, selles jaunes, un peu moins dures, moins fétides, acides, contenant encore des grumeaux de caséine et de la graisse en excès. Pas de pigments biliaires. Flore la même que la veille.

30 août. — État général aussi bas que possible. P : 1.875 gr. Cyanose ; respiration soufflante à gauche. T : 38°. Dès le matin, nystagmus intermittent, convulsions internes. Pas de nouvelle selle dans la journée. Décès à 5 heures du soir, au milieu d'une grande crise convulsive.

AUTOPSIE (une heure après la mort). — L'intestin grêle est vivement congestionné, la surface de la muqueuse est tomenteuse, recouverte de glaires en plusieurs endroits surtout dans la dernière partie de l'iléon. Le gros intestin est également congestionné ; les plaques de Peyer sont injectées et hypertrophiées. Les ganglions mésentériques sont augmentés de volume.

Pas de lésion apparente de l'estomac. Foie très congestionné.

Reins également. Congestion à la base du poumon gauche en arrière sans exsudat bronchique. Rien dans les centres nerveux.

L'ensemencement du sang prélevé pendant la vie, le 29 août, est demeuré négatif.

En étudiant la flore microbienne du contenu intestinal prélevé en divers points de l'intestin et aussitôt fixé sur lame (une heure après la mort), nous avons trouvé les résultats suivants :

Dans le *duodénum* prédominance du coli-bacille ; viennent ensuite, par quantités décroissantes, quelques bacilles rouges de longueur variable, flexueux, à grosses extrémités arrondies ; de rares bacilles minces, effilés, droits, ressemblant au bacille de Loeffler moyen, bleus ; enfin quelques diplocoques arrondis, bleus. Nombre total des microbes assez faible.

Dans l'*iléon*, coli-bacilles en abondance, rares diplocoques bleus.

Dans le *colon ascendant*, prédominance encore du coli-bacille ; petits diplocoques bleus, un peu plus nombreux, apparition d'une abondance de diplocoques lancéolés, bleus, capsulés, ressemblant à l'entérocoque.

Enfin grande abondance de bacilles épais à bouts carrés de longueur variable, bleus, ressemblant aux protéolytes décrits dans d'autres observations. C'est la seule espèce que nous n'ayons pas observée dans les selles pendant la vie du petit malade.

EXAMEN MICROSCOPIQUE DE L'INTESTIN. — Dans le duodénum, les lésions sont peu prononcées ; il y a de la congestion, de la desquamation épithéliale par place, de la dégénérescence vitreuse de cellules glandulaires. Les microbes se trouvent en abondance dans la couche épithéliale, jusqu'au fond des conduits glandulaires, et dans la trame conjonctive inter-glandulaire ; ce sont des cocco-bacilles ayant toute l'apparence du B. coli et quelques petits diplocoques bleus régulièrement arrondis, sans chaînettes.

Dans l'iléon, les lésions sont les mêmes, mais un peu plus étendues ; les bactéries sont aussi les mêmes et ont envahi toute la muqueuse.

Dans le côlon, à divers niveaux nous relevons les mêmes lésions ; elles ne paraissent guère plus prononcées que dans l'iléon. Il y a pourtant quelques petits foyers d'infiltration embryonnaire dans la muqueuse. Les follicules lymphoïdes sont également congestionnés. Ici encore les bactéries ont envahi la muqueuse: ce sont les mêmes; ajoutons-y le bacille bleu que nous avons signalé dans les selles et rapproché du B. exilis et du B. acidophilus.

Toxicité des matières fécales : l'injection d'extrait de 10 grammes de matières prélevées pendant la vie tue en 36 heures un cobaye de 325 grammes, les extraits d'une même dose du contenu de l'iléon (prélevé une heure après la mort) tuent en 50 heures un cobaye de 250 grammes. Avec le contenu du rectum, dans les mêmes conditions, résultat identique en 26 heures.

OBSERVATION V

Infection digestive aiguë primitive. — Mort. — Enfant né le 8 juin 1902. Entré dans le service le 17 juin. Nourri à la clinique obstétricale au lait de vache stérilisé ; s'est bien porté pendant son séjour dans le service. Poids à l'entrée : 3.200 grammes.

Le 18 juin au matin, diarrhée subite, profuse, légèrement jaune; selles faiblement *alcalines,* d'une odeur infecte, contenant une abondance de grosses gouttes de graisse et de fragments de caséine.

La flore se compose surtout de trois espèces : un bacille épais, très long (5 à 6 µ sur 1 µ), à bouts carrés, quelquefois un peu incurvé, formant des amas d'éléments irrégulièrement enchevêtrés ou de longues suites d'articles ajoutés bout à bout, bleus (espèce *protéolytique, Tyrothrix* Duclaux) ; pas de spores visibles. Nous l'observons presque exclusivement dans les particules de substance albuminoïde. La deuxième est un diplocoque à petits grains arrondis formant de rares chaînettes de quatre (*streptocoque* de Hirsch-Libmann). La troisième est un coccobacille court, ovoïde, identifié au *B. Coli.* Ces trois espèces en proportions à peu près égales forment la presque totalité de la flore. Nous relevons, en outre, un diplo-bacille bleu, assez fin, identifié au *Bifidus*; éléments rares dans la préparation. Diète hydrique pendant 24 heures. La diarrhée s'amende et pendant la journée du 19, l'enfant ne va pas à la selle.

Mais son teint reste terreux ; ses yeux sont excavés; le cri est très faible ; la température tombe à 36°,5 ; l'enfant est pris de convulsions généralisées et rend une selle diarrhéique ; les matières sont blanches, semi-liquides, parsemées de traînées glaireuses ; ont une odeur infecte, une réaction *très faiblement alcaline*, presque neutre ; contiennent une grande quantité de caséine en assez gros grumeaux, de graisses en grosses gouttelettes ; quelques aiguilles d'acides gras. La flore, sensiblement modifiée depuis la veille, regorge maintenant de coli-bacilles (espèce dominante) ; le nombre des protéolytes n'a pas varié, mais le streptocoque a presque complètement disparu. Nous relevons, parmi les espèces faiblement représentées : un bacille rouge, épais, très long, flexueux, à bouts carrés (n'a pu être isolé), un petit bacille fin, droit, à bouts arrondis, d'une longueur de 1 μ 5 à 3 μ qui n'a pu être isolé ; enfin un streptocoque rouge à grains arrondis (non isolé).

21 juin. — Malgré la diète hydrique reprise la veille au soir, la diarrhée et les convulsions continuent. T : 38°. Les selles offrent les mêmes caractères. Le microbe dominant est toujours le coli-bacille, bien qu'il tende à perdre un peu de son excessive abondance. On donne des bains chauds, des injections de sérum artificiel, une potion à l'acide chlorhydrique. Mais l'enfant meurt en convulsions à 11 heures du matin.

AUTOPSIE (une heure et demie après la mort). — Teinte hortensia de l'intestin grêle ; dilatation marquée de son réseau vasculaire. La surface de la muqueuse un peu congestionnée ne montre pas d'autres modifications appréciables à l'œil nu. Le gros intestin est fortement hyperhémié surtout au niveau du côlon ascendant ; la surface de sa muqueuse est recouverte de traînées glaireuses, les follicules sont congestionnés et nous en trouvons un légèrement exulcéré.

Pas de lésions des autres viscères.

L'examen microscopique du tube digestif montre dans le *duodénum* de l'hyperhémie non généralisée, accompagnée sur quelques points de chute de l'épithélium et de destruction des glandes ; dégénérescence mucoïde de cellules glandulaires ; trouble et état granuleux des mêmes cellules beaucoup plus fréquents. La sécrétion dans les parties saines paraît exagérée. Par places, nous notons un peu d'infiltration embryonnaire. La pénétration des microbes dans la muqueuse ne s'est effectuée que sur une faible partie des points lésés et seulement au voisinage de la couche épithéliale ou dans la lumière des conduits glandulaires. Dans les conduits excréteurs il y a surtout des protéolytes et des coli-bacilles ; sous l'épithélium, des coli-bacilles et quelques rares streptocoques bleus.

Dans l'*iléon*, les lésions sont de même ordre, mais plus étendues ; la pénétration des microbes dans la muqueuse est beaucoup moins accusée.

Dans le *côlon*, les lésions sont plus profondes. En certains points, épithélium et glandes ont disparu ; on ne voit plus que la trame conjonctive infiltrée de leucocytes ; la sous-muqueuse est même atteinte assez profondément en deux points où nous trouvons un véritable abcès. Dans le voisinage, un follicule lymphoïde est vivement congestionné, infiltré de leucocytes ; les vaisseaux de la région sont gorgés de globules blancs. Malgré cela, nous ne voyons presque plus de microbes dans les tissus ; à peine trois ou quatre amas de coli-bacilles dans un follicule malade ; deux diplocoques bleus dans une veine de la couche muqueuse.

RECHERCHE DE LA FLORE MICROBIENNE DU CONTENU INTESTINAL EN DIVERS POINTS DU TUBE DIGESTIF. — Dans le *duodénum* (troisième portion), la flore se compose presque exclusivement de gros bacilles bleus rappelant les protéolytes signalés pendant la vie, cantonnés dans des grumeaux de substance albuminoïde (espèce dominante) et de petits amas de coli-bacilles.

Dans l'*iléon* (portion supérieure), nous retrouvons la même flore avec les mêmes proportions ; dans la portion inférieure de cette région, nous trouvons, en outre, d'assez nombreux diplo-streptocoques arrondis, rouges.

Enfin, dans le *côlon ascendant*, il y a encore des protéolytes, mais beaucoup moins nombreux, des coli-bacilles en proportion énorme (espèce dominante), des diplo-streptocoques rouges assez rares, et enfin des diplocoques bleus ayant tout l'aspect de l'entérocoque.

TOXICITÉ DES MATIÈRES FÉCALES. — L'extrait alcoolique et aqueux de 10 grammes de matière fécale prélevée dans le rectum, le 20 juin, tue en 18 heures, sans convulsions, un cobaye de 280 grammes.

OBSERVATION VI

**Dyspepsie chronique. Infection digestive aiguë surajou-
tée. Infection généralisée. — Mort.** — — B., Jeanne, âgée de
six mois, salle Zarifi, n° 2. Entrée dans le service le 22 mai
1902. Enfant chétive, très maigre, paraissant n'avoir qu'un mois
à peine, décharnée. Elle avait très bien prospéré jusqu'à quatre
mois ; sa mère l'élevait au sein, mais fut obligée de la mettre au
biberon à cause d'abcès aux deux seins qui survinrent à ce
moment.

Depuis cette époque, l'enfant n'a cessé de dépérir. Le lait était
mal préparé, les tétées mal ordonnées, et la petite avait une
diarrhée continuelle, verte ou jaune, mêlée de glaires et de gros
grumeaux blancs, « de lait caillé », suivant l'expression de la
mère. Parfois les selles exhalaient une odeur putride assez marquée.

Depuis deux ou trois jours, les troubles digestifs sont plus accusés, les selles plus fréquentes ; la région péri-anale présente de
nombreuses ulcérations. Le ventre a un volume normal.

Du 22 au 23 mai, deux selles mal liées, mi-liquides, mi-solides.
Presque toute la masse est d'un vert d'eau à peine taché de jaune
çà et là. Elles renferment de nombreux amas blanchâtres ou
d'une couleur gris verdâtre.

La réaction est fortement *acide*. Les grumeaux blancs sont
constitués par de la caséine mêlée de peptone. Graisse en abondance, rares aiguilles d'acide gras, quelques grains d'amidon.
Flore bactérienne : bacilles bleus de 0 μ 9 d'épaisseur, d'une
longueur de 2 à 6 μ, bouts carrés, irrégulièrement enchevêtrés
ou placés bout à bout, rares éléments incurvés. Plusieurs sont
légèrement renflés à leur centre et présentent en ce point une
aréole claire, vaguement teintée en rouge par la fuchsine. Ce
bacille se rencontre presque exclusivement au sein d'amas de
substance albuminoïde. De beaucoup prédominante, cette espèce
remplit toute la préparation. Isolée en culture, elle se rapproche
du *Tyrothrix catenula* Duclaux (espèce protéolytique). Notons encore par ordre de quantité décroissante des cocco-bacilles ovoïdes
rouges, en amas isolés (*B. coli*), des diplocoques bleus lancéolés,

capsulés, isolés (*entérocoques*), des streptocoques à grains fins arrondis, bleus (*streptocoque pyogène*), très rares ; une sarcine, bleue, à grains très ténus, entourée d'une auréole claire (*saccina minuta* ?), extrêmement rare ; quelques bacilles rouges d'un aspect morphologique identique à celui de l'espèce dominante, mais que nous n'avons pas retrouvés en culture ; un diplocoque rouge à gros grains arrondis ne formant pas de chaînette (non isolé).

La seconde selle est absolument identique à la première sous tous les rapports.

L'enfant paraît profondément intoxiquée ; le soir, la température s'élève à 39°,2.

Du sang prélevé, le même jour, avec toutes les précautions d'asepsie donne sur gélose quelques colonies de streptocoques. On administre des bains tièdes, du sérum artificiel et on la maintient à la diète hydrique.

24 mai. — Le matin, T : 38°,9. Foyer soufflant à la base du poumon droit. Les troubles digestifs ne s'amendent pas. Depuis la veille, trois selles vertes, solides, mal liées, parsemées de traînées glaireuses, *fortement acides*. La flore est sensiblement la même, mais la proportion de coli-bacilles a légèrement augmenté ; les streptocoques ont presque complètement disparu. Décès avec convulsions dans la nuit du 24 au 25 mai.

L'*autopsie* n'a pu être faite que 24 heures après la mort. L'intestin est vivement congestionné, surtout les dernières portions de l'intestin grêle et le côlon ; à l'examen macroscopique, en plus d'abondantes traînées glaireuses, nous constatons une teinte rouge très accusée de la muqueuse par endroits, une hypertrophie marquée des plaques de Peyer, mais sans ulcérations ; ganglions mésentériques augmentés de volume. Foie congestionné, légèrement graisseux. Reins volumineux, très hyperhémiés. Congestion de la base du poumon droit ; exsudat purulent dans les bronches. Cet exsudat renferme de nombreux streptocoques.

Nous avons dû renoncer à toute recherche microscopique, à cause de la date éloignée de la mort.

OBSERVATION VII

Septicémie primitive. — Infection digestive secondaire. — Mort. — Enfant né le 19 mai 1902, entré dans le service le 30 mai. Nourri au lait de vache stérilisé depuis son entrée, il paraît se porter très bien jusqu'au 10 juin, et cependant son poids diminue. P : 2.600 gr. à l'entrée, 2.400 gr. le 10 juin. Ce jour-là, à 7 heures du soir, l'enfant, sans avoir présenté aucun symptôme prémonitoire, est pris brusquement de convulsions généralisées pendant une dizaine de secondes. A ce moment, le thermomètre introduit dans le rectum indique 40°,2. Pendant la journée, les selles avaient été normales. A partir de 10 heures du soir, apparaît une diarrhée profuse, très liquide, jaune. L'enfant est aussitôt mis à la diète hydrique.

Le 11 juin au matin, les crises convulsives ont cessé, mais les membres supérieurs sont contracturés, les mains sont recourbées en griffes. La langue est très sèche, le facies grippé, rien à l'auscultation. T : 39°,5 ; le soir : 39°,3.

A 5 heures du soir, la contracture devient hémi-latérale ou, pour mieux dire, prédomine du côté gauche du corps (main en griffe, pied-bot varus) ; contracture du côté droit de la face. Dans la soirée, violente crise convulsive d'une durée de 5 minutes. A 5 heures du matin et dans la journée, trois selles : la première, liquide, jaune et verte ; odeur non putride. La deuxième, liquide, jaune, un peu plus riche en matières solides, *acide*.

La troisième, moins liquide, mal liée, jaune, *alcaline*.

Dans les trois, il y a un léger excès de caséine, de graisse, mais en bulles très fines, très divisées.

Flore microbienne : dans la première selle, la prédominance appartient à des cocco-bacilles ovoïdes, assez épais, parmi lesquels nous reconnaissons en culture le *B. coli* et le *B. lactis aerogenes*. Nous relevons ensuite un bacille de 1 à 2 μ de long, mince, arrondi aux extrémités, bleu, peu abondant (non isolé) ; un diplo-streptocoque, à petits grains arrondis, bleus, formant des chaînettes de quatre à six au maximum, en très petite quantité (*streptococcus enteritis*) ; quelques gros cocci rouges, arrondis.

Dans la deuxième selle, le coli-bacille devient très rare, les cocci rouges envahissent tout, les autres espèces disparaissent presque complètement.

Dans la troisième selle, les coli-bacilles sont à l'état d'exception, et nous retrouvons les cocci rouges presque à l'état de pureté.

Le 12 juin, état toujours grave. Pas de crises convulsives, mais contracture persistante; bouche toujours très sèche. éruption généralisée de petites taches vineuses, de forme irrégulière, de la largeur d'une petite tête d'épingle, s'effaçant incomplètement par la pression, confluantes sur tout le tronc et l'extrémité supérieure des bras. Rien à l'auscultation; T : 39°,2. Les selles sont bien meilleures. Les deux premières sont jaunes, légèrement panachées de vert, mal liées; la troisième est solide, jaune clair, bien liée.

Toutes trois sont acides et dégagent, la dernière surtout, une odeur âcre et putride assez marquée. Les graisses ont diminué, puis disparu dans la dernière selle. La caséine est toujours en excès. La *flore microbienne* a subi de nouvelles modifications. Dans la première selle, les fins bacilles bleus ont reparu en petites quantités. Le streptocoque bleu également. Les cocci rouges prédominants hier ont beaucoup diminué, tandis que les coli-bacilles et le B. lactis ont reparu avec d'autres formes également décolorées par le Gram : diplocoques épais et quelques petits bâtonnets courts et minces.

En outre, nous constatons pour la première fois la présence d'un *micrococcus* coloré en bleu par le Gram, à grains *très ténus*, groupés en amas ou disséminés sans ordre.

Dans la troisième selle, la différence s'accentue encore ; les cocci rouges occupent le dernier rang, tandis que les bacilles bleus et le streptocoque en belles chaînettes de huit à dix éléments deviennent très abondants. Les coli-bacilles gardent à peu près toujours la même proportion, mais la prédominance appartient de beaucoup au micrococcus arrondi bleu qui apparaissait dans la selle précédente.

Aujourd'hui, l'enfant est alimenté au lait d'ânesse toutes les quatre heures, avec une tétée d'eau bouillie dans l'intervalle.

13 juin. — L'enfant n'a plus eu de selles depuis la veille au soir. Mais les phénomènes d'infection générale persistent.

L'éruption a pâli, mais la contracture des quatre membres est permanente. L'enfant meurt à 8 heures du matin.

AUTOPSIE (deux heures après la mort). — L'intestin a une teinte à peu près normale. La muqueuse est rouge par places ; les folli- cules du gros intestin sont hyperhémiés.

Au microscope nous constatons :

a) Dans le *duodénum*, la chute de l'épithélium en plusieurs endroits, quelques foyers limités d'infiltration leucocytaire dans la trame conjonctive inter-glandulaire, une hyperhémie générale, mais presque pas d'altérations glandulaires.

b) Dans l'*iléon*, les lésions sont plus marquées ; il y a des glandes totalement détruites, d'autres ont subi une dégénéres- cence trouble très marquée, l'épithélium est absent sur de larges surfaces.

c) Dans le *gros intestin*, la congestion est très intense ; chute de l'épithélium sur la majeure partie de sa surface ; abrasion de toute l'épaisseur de la muqueuse en certains points ; destruction de très nombreuses glandes ; dégénérescence vitreuse du tissu conjonctif interglandulaire ; infiltration embryonnaire marquée dans de nombreux points de la sous-muqueuse ; vaisseaux gorgés de leucocytes. Follicules également infiltrés des mêmes éléments ; nous en trouvons un au niveau duquel existe un véritable abcès.

La pénétration des microbes dans les parois de cet intestin s'est faite d'une manière bien irrégulière. Ainsi dans le duodénum il y a abondance dans la muqueuse (glandes et tissu conjonctif) d'amas de petits bacilles bleus et de micrococci en amas irréguliers.

Au niveau de l'iléon les bacilles fins ne se retrouvent qu'en très faible proportion dans la muqueuse, ainsi que les micrococci. Nous retrouvons quelques-uns de ces derniers dans la lumière des vaisseaux de la sous-muqueuse.

Au niveau du gros intestin nous ne rencontrons ni l'une ni l'autre de ces deux espèces dans l'épaisseur des tissus ; seulement quelques amas de coli-bacilles dans le pus de l'abcès folliculaire signalé plus haut.

Les ganglions mésentériques situés sur le trajet des lymphati- ques en provenance de la deuxième partie du duodénum et du commencement du jéjunum, sont notablement accrus de volume.

La *flore du contenu intestinal* varie un peu, suivant les différentes régions de l'intestin bien que la même espèce domine partout.

a) Duodénum. — Micrococcus très ténu, bleu, en amas irréguliers ou disséminé sans ordre, déjà décrit dans les matières (espèce dominante). Bacille fin, bleu, assez court ; rare. Coccobacilles épais en petits amas serrés, rouges (ressemblant au B. coli), assez abondants.

b) Iléon. — L'espèce dominante est encore le même micrococcus bleu. Il y a aussi quelques unités d'un autre coccus bleu, à gros grains arrondis, groupés en petits amas, ressemblant au staphylocoque ; les cocco-bacilles rouges observés dans le duodénum, mais en moindre quantité, et enfin un bacille rouge, épais, trapu, à bouts arrondis, sans mode de groupement spécial.

c) Côlon. — Même flore que dans l'iléon, mais le micrococcus bleu est beaucoup plus abondant, et aux espèces précédentes il faut ajouter un fin bacille de 1 μ 5 de longueur, droit, rouge, et enfin un diplocoque lancéolé, capsulé, bleu, ressemblant à l'entérocoque, mais en très faible quantité.

Foie congestionné, les reins également.

Dans les poumons, petits foyers de congestion ancienne sans exsudat bronchique et petits noyaux récents dont la formation ne remonte certainement pas à plus de vingt-quatre heures. En outre, sur le bord antéro-inférieur du lobe inférieur du *poumon* droit, existe un petit foyer d'hépatisation de la grosseur d'une lentille, d'une teinte jaune grisâtre; exsudat purulent sur la face antéro-interne du lobe inférieur gauche ; une petite collection d'exsudat jaune, fibrineux, logé entre la surface du poumon et la plèvre, sans communications avec les voies respiratoires, représentant un carré de 4 millimètres de côté ; les deux exsudats, recueillis sur lame et colorés par la méthode de Weigert, laissent voir une abondance du micrococcus bleu signalé dans les dernières selles.

Rien au cœur.

Rien d'apparent dans les méninges, ni dans le tissu nerveux de la moelle et de l'encéphale. Mais l'examen direct du liquide céphalo-rachidien après centrifugation montre, à l'état de pureté et en grande abondance, le petit micrococcus bleu déjà signalé dans les selles et l'exsudat pulmonaire. Il ne paraît pas être intra-cellulaire ; nous en rencontrons quelques amas très épais au milieu d'une gangue fibrineuse.

Dans le sang, prélevé aseptiquement pendant la vie, nous avons pu observer le même micrococcus à l'état de pureté ; certaines hématies en étaient absolument farcies et de nombreux éléments étaient disséminés dans le plasma. Le même sang ensemencé sur gélose nous a permis d'obtenir des colonies transparentes tout à fait minuscules, ressemblant à une fine gouttelette de rosée. Ce micrococcus pousse également bien dans le bouillon ordinaire, dans le lait qu'il acidifie rapidement sans le coaguler. Nous l'avons encore obtenu en cultures avec les mêmes caractères, en partant de matières fécales, de sang recueilli à l'autopsie et du liquide céphalo-rachidien. Il se développe bien au fond d'un culot de gélose sucrée privée d'air ; il est donc anaérobie facultatif. Un caractère particulier, c'est sa culture en bouillon ; celui-ci reste clair, mais il se forme en vingt-quatre heures de petits grumeaux impalpables qui se fixent dans toute la hauteur à la paroi du tube, une légère agitation suffit pour les détacher et le bouillon se trouble aussitôt ; ce microbe meurt très rapidement ; au bout de cinq jours les repiquages sont demeurés stériles.

Enfin signalons, pour terminer cette observation, que l'extrait de 10 grammes de matières fécales prélevées dans le rectum la veille de la mort, n'a pas tué un jeune cobaye de 300 grammes ; après huit jours de malaise, après avoir baissé jusqu'à 260 grammes, l'animal a guéri.

Comme nous le faisions remarquer avant d'exposer ces observations, il faut tenir compte, dans l'étude des infections digestives du nourrisson, de quatre éléments principaux : les phénomènes dyspeptiques, l'infection, l'intoxication, les lésions anatomiques du tube digestif. Nous les avons trouvés combinés de manières variées au cours de ces observations ; et la première impression qui se dégage de la lecture de ces dernières, c'est l'analogie des altérations chimiques du contenu intestinal, de la viciation des échanges organiques, des lésions anatomiques, la grande similitude des syndromes cliniques dans tous les cas d'infection ; tout cela contraste avec la variabilité extrême de la flore microbienne, non seulement d'un cas à l'autre, mais encore chez le même malade. Il sera donc intéressant de vérifier la valeur et l'importance de chacun de ces facteurs et de rechercher ensuite la part qui lui revient dans la pathogénie de ces infections.

CHAPITRE DEUXIÈME

Rôle pathogénique de l'altération chimique du contenu intestinal dans les infections digestives aiguës.

Dans quelle mesure la recherche des altérations chimiques des matières fécales peut-elle nous renseigner sur l'état des fonctions digestives ?

Nous avons constaté qu'à l'état normal les selles des nourrissons au sein sont constituées par une substance fondamentale granuleuse dans laquelle on peut reconnaître des déchets épithéliaux, quelques gouttelettes de graisse ou des aiguilles d'acides gras. La réaction de Millon ne décèle que des peptones en très faible quantité; la réaction est nettement acide. Chez les enfants nourris au lait de vache, la constitution normale s'écarte un peu de la précédente ; mais ici les bulles de graisse sont plus nombreuses et surtout plus volumineuses ; la réaction de Millon décèle toujours quelques fins grumeaux d'albumine non digérés, l'odeur est un peu fade, et la réaction alcaline ou *très faiblement* acide.

Qu'avons-nous observé dans les cas pathologiques ? Les enfants, nous le répétons, étaient tous soumis à l'allaitement artificiel, au moins depuis quelques jours.

Aussi bien dans l'observation ℐ (dyspepsie) (1) que dans les cas d'infection nous trouvons les mêmes anomalies consistant principalement en surabondance de principes non digérés (albumine et graisse notamment), et en variations fréquentes de la réaction, qui est pourtant le plus souvent acide.

Retrouver dans les selles des aliments qui ont traversé le tube digestif sans être absorbés indique clairement un défaut de digestion et d'absorption. Au contraire, la réaction n'a pas par elle-même un sens aussi clair, et il faut connaître les processus intestinaux normaux dans l'alimentation au lait de vache pour être éclairé sur sa signification.

Comme le fait remarquer Biedert, une bonne digestion dépend non seulement de la nature des corps chimiques mis en présence, mais encore de la rapidité de l'absorption. Or, la caséine du lait de vache est riche en paranucléine que l'enfant digère mal, les graisses du même lait sont également moins absorbables que celles du lait de femme ; dès lors, si l'action des acides des sucs digestifs est insuffisante, il y a abondance de résidus fermentescibles, si la fermentation se fait aux dépens des matières albuminoïdes elle est alcaline ; si c'est aux dépens de la graisse, elle est acide. Le premier cas est le plus fréquent ; dans le second, l'acidité n'est pas bien élevée, et en tout cas n'est pas comparable à celle des matières normales d'enfants au sein. Cela tient à ce qu'elle est toujours en partie atténuée par la fermentation des grumeaux de caséine. Nous

---

(1) Bien que cette observation ne concernât pas une infection digestive, nous avons tenu à la rapporter à cause des points de comparaison intéressants qu'elle présente à côté des autres.

ne pouvons pas indiquer ici tous les points de nos observations où l'on trouvera la confirmation de ce fait. Mais
nous ferons remarquer que, d'une manière générale, la
variation de la réaction souvent notée d'une selle à l'autre
a pu être liée à la prédominance de l'un des deux éléments :
caséine ou graisse et acides gras ; acidité marquée avec
la prédominance des derniers, atténuation de l'acidité
avec l'augmentation de la caséine ou la diminution des
graisses, alcalinité avec la prédominance des matières
albuminoïdes. Mais ce n'est pas toujours le cas, l'acidité
pouvant aussi se développer par la fermentation du lactose.
Biedert fait remarquer que l'acide lactique qui se forme
normalement dans l'intestin prolonge l'action favorable
sur le chyme de l'acide chlorhydrique dans les parties où
celui-ci a disparu ; il favoriserait ainsi la digestion et la
résorption des aliments et serait une protection pour l'intestin du nourrisson. Cependant il se produit parfois en
excès et peut se trouver dans les selles ; celles-ci ont
alors une réaction acide très marquée, malgré la présence
d'un grand excès de substances albuminoïdes. C'est le
cas dans l'observation II par exemple. Cette hyperaci-
dité lactique peut-être la cause ou la conséquenc des troubles dyspeptiques observés.

Donc l'apparition de selles très acides chez les enfanls
au biberon permet de redouter l'arrivée d'une diarrhée,
graisseuse ou autre. D'autre part, les bonnes selles com-
pactes de ces enfants, quand ils sont prospères, ne sont
pas seules alcalines ; il en est de même de ces matières
puantes, mal liées avec abondance d'albumine putréfiée.
Enfin, comme le dit Biedert, la légère puanteur des meilleures selles (au lait de vache), l'indicanurie et le dégage-

ment d'ammoniaque plus fréquents chez eux que chez les nourrissons au sein les mettent dans une situation voisine de celle de l'enfant malade. Ceci nous conduit à étudier le rôle pathogénique de ces altérations chimiques dans les infections digestives que nous avons observées.

Dans les observations que nous avons recueillies, le fait frappant est que nous avons trouvé constamment d'énormes excès de substances albuminoïdes et de graisse aussi bien dans la dyspepsie simple (Obs. I), que dans les infections digestives, primitives (Obs. II à VI) ou secondaires (Obs. VII). Par les seules données de la clinique, il était facile de voir que les points de départ de ces diverses affections étaient bien différent. Aussi serait-il peu logique de faire de cette anomalie de la digestion la cause efficiente de ces infections digestives.

Il nous semble donc que l'excès considérable de ces résidus était une *conséquence* de la maladie, l'intestin absorbant alors très mal comme l'a démontré Grjibovsky. De là, la constance du phénomène quels que fussent la forme et le mode de début de l'affection.

Néanmoins, ce que nous avons établi concernant la digestion et l'absorption du lait de vache nous oblige à admettre que la présence de résidus gras ou albuminoïdes dans un milieu à peu près alcalin comme l'intestin grêle (au moins dans sa deuxième portion) peut entraîner des troubles dyspeptiques et prépare le terrain pour l'infection. La fréquence beaucoup plus grande des infections digestives dans l'allaitement artificiel n'en est-elle pas la preuve ? En quatorze mois nous n'avons pas relevé dans le service des Enfants-assistés, une seule de ces affections chez les enfants au sein.

En résumé, l'étude suivie des altérations chimiques des matières fécales nous permet surtout de constater la présence de substances non digérées et la fermentation de ces dernières en nous renseignant sur sa nature. Au point de vue du rôle pathogénique de ces troubles, nos observations nous permettent de conclure que la présence *en excès* de ces substances dans les infections digestives n'est pas la cause, mais la conséquence de ces troubles ; que, d'autre part, la présence constante de ces résidus dans les selles normales, quoiqu'en très petite quantité, est une cause prédisposante à l'infection et à l'élaboration de produits toxiques par les microbes. Ceci nous amène à rechercher le rôle de ces derniers dans les infections digestives aiguës, à étudier la toxicité du contenu intestinal et son action.

CHAPITRE TROISIÈME

Rôle des microbes dans la pathogénie
des infections digestives aiguës

Avant de discuter le rôle des microbes dans les infections digestives il serait bon d'élucider une question qui ne semble pas avoir été résolue par d'autres auteurs. La flore microbienne que nous trouvons dans les selles est-elle bien la même que celle que l'on observe plus haut dans l'appareil digestif, ou, tout au moins, contient-elle bien *toutes* les bactéries qui habitent les divers étages de l'intestin et les rassemble-t-elle dans des proportions sensiblement pareilles à celles que l'on rencontre plus haut dans le chyme ?

On trouve bien, dans les travaux d'Escherich, quelques observations relevant la présence du streptocoque tout le long du tube intestinal. Mais, nous n'en avons pas vu où l'on se soit appliqué à envisager l'ensemble de la flore. Nous avons cherché à résoudre la question en étudiant à ce point de vue le contenu du canal intestinal prélevé une heure après la mort, chez des nourrissons morts d'entérite ou de toute autre cause. Nous serons ainsi en mesure de comparer l'état normal et l'état pathologique. Des observations sur ce point figurent déjà dans les cas suivis de mort que nous avons relatés au chapitre premier. En voici de nouvelles.

A. — Enfant de 8 mois nourri exclusivement au lait stérilisé, mort de broncho-pneumonie.

Dans le *duodénum*, réaction fortement *acide*, albumine et graisse encore en abondance. La flore est assez pauvre ; elle se compose de bacilles bleus, épais, à bouts carrés, d'une longueur variant de 1 μ 5 à 4 μ, les plus longs sont incurvés, ces bacilles qui ressemblent aux protéolytes sont en petite quantité. Viennent ensuite de nombreux amas de cocco-bacilles très courts, assez minces, rouges, arrondis aux extrémités ; d'autres cocco-bacilles, rouges ovoïdes, épais, très rares, enfin des diplocoques bleus de 0 μ 5 régulièrement arrondis, presque aussi nombreux que les cocco-bacilles.

Dans l'*iléon* (partie supérieure) la réaction est *faiblement acide.* L'albumine est un peu moins abondante ; les graisses ont beaucoup diminué ; la flore est la même, mais les proportions ont changé. Les gros bacilles bleus à bouts carrés sont moins fréquents ; ils demeurent cantonnés dans les îlots de substance albuminoïde. Les cocco-bacilles rouges ont considérablement augmenté de nombre ; les diplocoques bleus aussi, mais d'une manière moins accusée.

Dans le *côlon ascendant* la réaction est *faiblement alcaline,* la quantité de matières non digérées diminue et la flore se transforme complètement. Les amas de cocco-bacilles rouges et de diplocoques bleus sont beaucoup moins abondants. Les bacilles bleus, épais, à bouts carrés, ne varient pas. Mais l'espèce prédominante est un bacille assez fin de 2 à 3 μ de longueur, bleu, fréquemment incurvé ; éléments groupés en diplo-bacilles et en amas par juxtaposition latérale. L'espèce la plus fréquente après cette dernière est représentée par un bacille rouge, fin, long, incurvé à bouts effilés.

Dans le *rectum*, la réaction est fortement *alcaline*, la présence de caséine est encore sensible, mais sans excès. Les différences dans la flore ont continué à s'accuser davantage. Le bacille bleu, fin, prédomine de plus en plus, les cocco-bacilles rouges s'effacent encore plus ; les diplocoques bleus ont disparu. Une espèce nouvelle apparaît : un bâtonnet droit, très fin, très court, bleu, ressemblant au bacille de Loeffer court.

(L'exsudat recueilli dans les poumons renferme en abondance le diplocoque bleu des selles ; malgré la presence dans l'intestin grêle de cette espèce pathogène il n'y a pas eu de gastro-entérite.)

B. — Enfant atteint de syphilis congénitale. Elevé au sein par sa mère.

Broncho-pneumonie ; mort subite au milieu d'une crise convulsive.

Dans le duodénum, réaction *acide* ; diplocoques bleus, régulièrement arrondis, encapsulés, renfermés dans les amas de substance albuminoïde. Rares.

Dans l'*iléon*, réaction *légèrement acide* ; les diplocoques ont disparu. Petits cocco-bacilles bleus, assez minces pour la plupart, groupés deux par deux et bout à bout. Quelques cocci arrondis, très ténus, en petits amas, sans ordre, décolorés par le Gram.

Dans le *côlon*, réaction *acide*, prédominance énorme de bacilles longs (3 μ) effilés aux deux extrémités, irrégulièrement colorés par le Gram, ressemblant au Bifidus de Tissier. Çocci rouges, les mêmes que dans l'iléon, en proportions semblables.

Quelques bacilles fins, rouges, assez longs, droits, sans mode de groupements particulier. Bacilles rouges, très fins, longs de 10 à 12 μ, flexueux, formant de vrais *spirilles*, en très grande abondance ; viennent après le Bifidus par ordre de fréquence.

Dans le *rectum*, réaction *acide* ; même flore que dans le côlon; le Bifidus et le spirille ont encore augmenté de nombre.

C. — Enfant nourri au sein ayant eu, il y a 10 jours, une petite atteinte d'entérite guérie par 24 heures de diète hydrique; contracte une broncho-pneumonie 8 jours plus tard ; mort au bout de deux jours à 10 heures du matin. Autopsie à 11 heures du matin.

Dans le *duodénum* réaction *acide*, chyme normal ; nombreux diplocoques à grains fins, arrondis, bleus, formant quelques chaînettes de quatre à six ou bien des amas assez épais. Bacilles bleus, fins, droits, de 3 μ de long, rares. Quelques cocco-bacilles. trapus, rouges, groupés en amas, très rares.

Dans l'*iléon*, réaction faiblement *acide*, chyme normal. Nous ne trouvons que de rares bacilles rouges, épais et courts, ressemblant au B. coli.

Dans le *côlon ascendant*, prédominance de bacilles bleus répondant à la description du Bifidus; les bacilles rouges ne sont guère plus nombreux que dans l'Iléon. Quelques diplocoques lancéolés, capsulés, bleus.

Dans le *rectum*, réaction *acide*, matières normales; Bifidus en grande prédominance; coli-bacilles nombreux, unités d'autres espèces peu importantes.

D. — Avorton de 40 jours, nourri au sein depuis 8 jours seulement; meurt de cachexie avec épistaxis abondantes. Autopsie 1 h. 1/2 après la mort.

Dans le *duodénum*, la réaction est *acide*; la flore, peu abondante, se compose de :

1. Un long bacille épais, à bouts carrés, de longueur variable, incurvé, bleu, logé dans les amas d'albumine (espèce dominante);

2. Un bacille de même forme, rouge, rare ;

3. Un bacille offrant tout l'aspect, le groupement et les dimensions du bacille de Lœffler moyen, bleu; îlots assez nombreux.

4. Diplocoque fin, lancéolé, sans capsule dont les éléments se regardent par leur extrémité effilée.

Dans l'*iléon*, réaction moins *acide*; l'espèce 2 prédomine; l'espèce 1 a disparu en grande partie ; les autres espèces n'ont pas varié ; apparitions de nombreux bacilles, fins, rouges, longs, droits (5).

Dans le *côlon ascendant*, réaction presque *neutre*; l'espèce 2 prédomine encore; formes plus courtes groupées en palissade. Les espèces 3, 4, 5 ont beaucoup diminué; apparition de nombreux diplocoques ovoïdes, rouges (6); apparition de bacilles, colorés irrégulièrement par le Gram, fins, fréquemment géniculés, rappelant l'aspect du Bifidus (7).

Dans le *rectum*, réaction faiblement acide. L'espèce 7 a tout envahi. Les espèces 5 et 6 la suivent de loin dans son développement. Les autres sont invisibles au milieu de ce fouillis.

E. — Enfant décédé à la crèche à l'âge de 17 jours ; nourri au sein par sa mère pendant les 8 premiers jours, il était au biberon depuis son entrée dans le service; 48 heures avant sa mort il avait eu un peu de diarrhée verte, guérie par 24 heures de diète hydrique. Mais le lendemain, il était pris de convulsions et succombait au milieu d'une crise. Décès à 9 heures du matin ; prélèvement du contenu intestinal à 10 heures :

Dans le *duodénum*, réaction *acide*; la flore très peu abondante se compose de :

1. Longs bacilles, bleus, flexueux, à bouts carrés, inclus dans des amas d'albumine ;

2. Diplocoques arrondis, bleus, très rares ;

3. Quelques cocci arrondis, rouges, très rares.

Dans l'*iléon* (portion moyenne), réaction faiblement acide, *presque neutre*, graisse en excès; la flore, plus abondante, comprend : l'espèce *3* en grande abondance, prédominante; les espèces *1* et *2* dans les mêmes proportions que plus haut ; notons enfin quelques bacilles, bleus, courts, fins, droits (*4*).

Dans le *côlon ascendant*, réaction *acide*, graisse en excès ; l'albumine en quantité notable, mais pas excessive. La flore se compose des mêmes espèces, mais en proportions différentes; nous en relevons aussi de nouvelles.

L'espèce *1* se représente dans les mêmes proportions ; *2* et *3* ont presque entièrement disparu. *4* a augmenté ; il y a maintenant quelques diplo-bacilles bleus ressemblant au Bifidus (*5*), quelques chaînettes d'un streptocoque décoloré par le Gram (*6*), et du coli-bacille qui (*7*) prédomine de beaucoup.

Dans le *rectum*, réaction *acide* ; matières liquides, graisse en abondance. Le coli (*7*) prédomine encore davantage. L'espèce *1* se retrouve en même proportion mais avec de nombreuses formes sporulées au centre. *2* a disparu. *3* laisse voir encore quelques unités. *5* n'a pas augmenté de fréquence. *4* se retrouve aussi en faible quantité.

F. — Enfant ayant eu de la diarrhée trois jours avant sa mort, enrayée par la diète hydrique. Intoxication profonde, persistant malgré la cessation de la diarrhée ; selles encore mal liées, très molles, riches en graisse (enfant au biberon) ; convulsions au bout de deux jours.

Décès à 6 heures du soir. Prélèvement du contenu intestinal à à 7 heures.

Dans le *duodénum*, la flore peu abondante comprend :

1. Diplocoques arrondis, bleus (espèce dominante) ;

2. Bacilles épais, bouts carrés, longs, droits, bleus, rares ;

3. Bacilles rouges répondant à la même description que 2 ; très rares;

4. Bacilles très courts, épais, à bouts carrés, entourés d'une auréole claire, rouges.

Dans l'*iléon* (portion moyenne), la flore se modifie. Au total elle est plus abondante, mais *1* a diminué de fréquence ; *2* n'est plus visible ; *3* revient dans les mêmes proportions ; *4* s'est raréfié. Apparition d'un coccus mal arrondi, à contours irréguliers, formant de gros amas très denses, bleu (*5*).

Dans le *côlon transverse* et le *rectum*, *1* prédomine à nouveau de beaucoup ; *5* est très abondant ; les autres formes ont à peu près totalement disparu.

G. — Enfant au biberon mort de broncho-pneumonie ; la maladie remontait à plusieurs jours et pendant les dernières vingt-quatre heures ses selles étaient mal liées, mi-solides, mi-liquides, exhalant une odeur aigre très marquée.

Dans le *duodénum*, abondance de sang fraîchement épanché en provenance de l'estomac. La flore se compose de :

1. Diplocoques bleus, assez nombreux, arrondis, sans capsule, 0 μ 5 de diamètre ;

2. Bacille long de 1 μ 5, large de 0 μ 8, bouts carrés, rouge, avec une aréole claire, ovale au centre.

Dans l'*iléon*, à l'union du tiers moyen et du tiers inférieur, réaction *acide* assez faible ; odeur pénétrante ; excès de graisses surtout et de caséine ;

1. A totalement disparu ;

2. Prédomine de beaucoup ; amas compacts de rangées de bacilles accolés bout à bout ;

3. Cocco-bacille rouge ayant l'aspect du B. coli, presque aussi abondant que *2* ;

4. Quelques diplocoques rouges, plus fins que *1*, en petites chaînettes de quatre ou six ;

5. Rares bacilles rouges, longs de 3 μ, droits, entrecroisés par groupes de trois ou quatre ;

6. Rares diplocoques rouges, gros, ovoïdes, se regardant par leur petite extrémité, capsulés.

Point de formes colorées par le Gram.

Dans le *côlon*, au voisinage du cæcum, réation *acide*, excès de graisse ; flore énorme : *2* a beaucoup diminué ; *3* prédomine beaucoup ; *5* a augmenté de fréquence, *4* également. Pas de formes bleues.

Dans le *rectum*, réaction *acide* ; albumine en très petite quantité ; graisse à grosses bulles en excès. Flore toujours considérable, *2* a disparu, *3* prédomine encore beaucoup, *4* abonde, *5* a diminué. Apparition de bacilles fins, droits ou incurvés, bleus, ressemblant au Bifidus ; constituent environ un dixième de la flore. Unités d'autres espèces sans importance·

De cette série d'expériences et de celles analogues qui se trouvent consignées dans les observations IV, V, VII, il résulte, si on les embrasse d'un coup d'œil d'ensemble, que la flore intestinale est loin d'avoir une composition identique sur toute la longueur du tube digestif. Les variations qu'elle présente, tant à l'état normal (obs. *A*, *B*, *C*, *D*, *G*) qu'à l'état pathologique (obs. IV, V, VII, *E*, *F*,) obéissent-elles sinon à une loi, du moins à une règle presque générale ?

A l'état normal, nous observons que la flore des selles ne commence à se caractériser que dans le côlon ascendant. C'est au voisinage du rectum qu'elle prend complètement l'aspect que nous trouvons habituellement dans les matières rejetées par l'enfant. Dans l'instestin grêle, il est rare de trouver le Bifidus ; le coli–bacille y est plus fréquent, mais n'y abonde pas comme plus bas. Au contraire, d'autres espèces y dominent et peuvent ne plus être visibles dans le gros intestin.

C'est ainsi que dans les portions élevées du tube digestif, il y a très souvent des bactéries protèolytiques qui affectionnent l'albumine et se trouvent là sinon en grande quantité, à cause de l'acidité du milieu, du moins en proportion assez notable et disparaissent plus bas au fur et à mesure que l'albumine est absorbée. Tandis que chez le nourrisson au sein, elles disparaissent assez vite à cause de la résorption rapide de cette substance, elles persistent, au contraire, jusqu'au rectum avec l'alimentation au lait de vache, mais en diminuant de fréquence à mesure qu'elles s'en rapprochent. Dans l'intestin grêle, nous avons trouvé aussi d'autres bactéries qui disparaissent dans les premières portions de l'intestin ; c'est le cas de formes souvent introduites, soit avec les aliments, soit avec la salive, de certains staphylocoques et autres cocci saprophytes de la bouche notamment. Mieux encore, il arrive de rencontrer en plein milieu de l'intestin grêle une ou plusieurs espèces qui pullulent en abondance et ne se retrouvent déjà plus au voisinage de la valvule iléo-cæcale. Ces variations n'ont de constant que leur diversité et leur multiplication, et d'un sujet à l'autre, nous voyons les espèces les plus différentes y concourir ; quelques-unes seulement se retrouvent à peu près constamment et évoluent de manière presque semblable ; ce sont les bactéries protéolytiques, le coli-bacille, le B. lactis et le Bifidus. Enfin toutes ces évolutions aboutissent finalement à la constitution d'une flore assez typique que l'on retrouve dans toutes les selles normales et dont la description a été bien faite par M. Tissier dans sa thèse.

A l'état pathologique, les variations sont encore plus nombreuses, mais ici aussi, nous avons remarqué une certaine constance dans l'évolution de quelques espèces. C'est ainsi qu'un excès de caséine en milieu alcalin ou peu acide s'accompagne d'une abondance de protéolytes ; un excès de graisses en milieu acide correspond à celui du coli-bacille. Le Bifidus ne se développe pas et tend à disparaître ; il y a donc une relation entre la composition du milieu et la végétation microbienne et celle-ci paraît s'adapter à celle-là. Faut-il en déduire que les troubles digestifs sont alors causés par ces espèces prédominantes ?

Nous n'en avons pas le droit : cette pullulation n'est peut-être que la conséquence et non la cause ; et d'ailleurs le rôle de toutes ces espèces intercurrentes qui apparaissent un moment pour ne plus exister un peu plus bas, nous échappe complètement, ce qui ne veut point dire qu'il soit négligeable.

Un autre fait à signaler, c'est que dans certains cas pathologiques (obs. VII,) une espèce pathogène s'empare de l'intestin, l'envahit dans toute sa longueur et prédomine considérablement sur tous les autres microbes dans toutes les portions du tube digestif. Il n'y a pas seulement envahissement par cette espèce étrangère, il se produit en même temps une modification complète de la flore normale. Dans ce cas, le rôle pathogénique du nouveau microbe paraît indiscutable, mais il est à remarquer qu'inversement la pénétration d'un microbe pathogène virulent ne produit pas nécessairement une infection digestive ; c'est le cas de l'observation A, où le microbe découvert dans l'exsudat bronchique des foyers bronchopneumoniques arrivé en abondance dans les parties supérieures de l'intestin grêle n'y détermine aucune réaction pathologique et disparaît au bout d'un court trajet.

De cette analyse des faits que nous avons recueillis résultent donc ces conclusions :

I. La flore des matières fécales du rectum suffit pour nous permettre de reconnaître si les fermentations intestinales sont normales ou non.

II. Les anomalies de cette flore sont l'indice d'une perturbation des fermentations intestinales, mais elles ne nous renseignent pas fidèlement sur les modifications de la flore dans les autres parties du tube digestif ; nous ne pouvons donc pas nous fier uniquement à l'étude des selles pour déterminer les agents infectieux pathogènes dans une infection digestive aiguë.

III. Cependant, il existe jusqu'à un certain point une correspondance entre la flore et la composition chimique du milieu intestinal. Cette remarque ne saurait être déjà généralisée, mais le fait est vrai au moins pour quelques bactéries (protéolytes, coli–bacilles, Bifidus) dans nos observations.

Tout cela n'est pas fait pour simplifier cette question déjà si embrouillée du rôle des microbes dans la patho-génie des infections digestives. Cependant il en ressort nettement ceci : c'est que dans les infections digestives aiguës *primitives* des enfants nourris au lait de vache (comme dans nos observations II à VI,) on ne peut invo-quer l'action spécifique d'une espèce microbienne. La virulence d'une ou plusieurs espèces n'est pas non plus un facteur pathogénique suffisant : de nombreux exem-ples sont là pour le prouver. Rappelons certaines épidé-mies d'entérites signalées par Escherich, par Moro, sans virulence des agents auxquels elles étaient attribuées. Des cas analogues sont rapportés par Szegò, par Baron, Aude-bert et d'autres auteurs.

Par contre, comme nous l'avons fait remarquer, à propos de l'observation *A*, la présence d'une espèce virulente dans l'intestin n'est pas forcément pathogène pour cet organe ; on ne saurait donc limiter toujours le processus pathogé-nique à l'action d'une toxine propre à ces bactéries, et il faut admettre le plus souvent que plusieurs facteurs concourent à donner au chyme une toxicité anormale capable de provoquer une réaction de l'intestin ; nous sommes donc en présence d'une fermentation anormale du milieu intestinal. C'est l'*infection du chyme*.

Devons-nous comprendre cette infection de la même manière qu'Escherich ? Pour cet auteur, elle résulte presque toujours en dernière analyse de l'introduction d'une bactérie étrangère dans le chyme ; l'influence prêtée à l'exaltation de virulence des saprophytes habituels de l'intestin lui paraît très problématique. Assurément ces conditions peuvent se réaliser ; mais, à notre avis, la question n'est pas aussi simple. Ces variations de la flore que nous avons observées en suivant le tractus intestinal, si marquées dans les cas pathologiques, rendent le rôle respectif de chaque espèce singulièrement obscur. D'ailleurs, n'a-t-on pas isolé des selles normales presque tous les microbes accusés de produire les infections digestives, même le streptocoque d'Hirsch-Libmann ?

Nous ne nions pas pour cela l'infection soit ectogène soit endogène ; ce serait nier l'existence des épidémies de gastro-entérites aiguës constatées dans les services hospitaliers. Mais nous nous élevons contre cette assertion, d'Escherich, d'après laquelle on doit *toujours* trouver dans ces cas une espèce anormale dans le contenu intestinal.

Nous admettons donc l'infection du chyme, mais dans un sens plus large ; elle existe dès qu'il y a *fermentation anormale du contenu intestinal*. Mais son point de départ demeure très obscur. Si nous reconnaissons que les variations de la flore peuvent être commandées dans une certaine mesure par celles de la constitution chimique du milieu intestinal, c'est admettre que la dyspepsie précède parfois et favorise alors le développement de l'infection, Mais cela ne suffit pas encore à expliquer tous les cas; cela n'éclaircit pas non plus le mécanisme de l'anomalie de la fermentation lorsqu'on ne trouve que les saprophytes habituels. Nous ne voyons pas pourquoi des flores si ressemblantes dans leurs traits essentiels engendrent des cas nullement comparables par le syn-drome clinique, par le point de départ ni par la toxicité des matières fécales (comparer l'obs. I avec les obs. II, III, IV, V et VI,) surtout si nous songeons, d'après ce que nous avons observé, que la virulence des espèces n'a qu'un rôle fort problématique.

Intestin humain et microbes normaux sont réciproque-ment accommodés pour une tolérance mutuelle. Qu'est-ce qui vient rompre l'accord établi ?

La genèse et le mécanisme de la fermentation anormale ou infection du chyme sont donc fort mal connus. On a négligé de rechercher jusqu'à présent les modifications chimiques et toxiques que subit le milieu intestinal sous l'influence de bactéries nouvelles ou de modifications passagères dans la biologie ou la proportion réciproque des microbes habituels. L'idéal serait de réaliser un milieu de culture d'une composition analogue à celle du chyme et de chercher à reproduire expérimentalement, par l'ac-tion de diverses espèces microbiennes isolées ou combi-nées, des substances capables de provoquer les mêmes phénomènes que le contenu intestinal dans les infections digestives aiguës.

La connaissance de la toxicité des matières fécales normales et pathologiques du nourrisson serait un pre-mier point à établir. Nous avons entrepris d'y arriver, mais nous avons opéré sur une échelle encore trop petite pour pouvoir formuler des conclusions fermes.

Voici néanmoins les expériences que nous avons réalisées.

CHAPITRE QUATRIÈME

La toxicité des matières fécales, normales et pathologiques; son rôle dans les infections digestives aiguës.

Nous avons déjà exposé dans les observations I, II, III, IV, V et VII, les résultats obtenus par l'injection d'extraits de matières fècales à de jeunes cobayes dans les cas pathologiques. Nous y renvoyons le lecteur; il ne nous reste plus qu'à relater les expériences faites avec des selles normales.

Elles ont porté sur quatre sujets et ont été conduites dans les mêmes conditions que les précédentes ; chaque fois nous avons prélevé 10 gr. de matière, choisi de jeunes cobayes d'un poids moyen de 300 gr. Le volume de l'injection atteignait de 7 à 8 cm. c.

Dans les quatre cas, les résultats ont été identiques ; les animaux ont légèrement baissé de poids, éprouvé des malaises généraux pendant quelques jours, survécu et guéri dans un laps de temps variant de 6 à 11 jours.

Ces résultats contrastent avec les effets des selles pathologiques. Dans quatre cas d'infection digestive aiguë primitive (obs. II, III, IV, V), la mort à bref délai a été le résultat de l'injection. Dans un cas d'infection digestive secondaire (obs. VII), il y a eu survie après des troubles généraux graves. Enfin, dans un cas de dyspepsie simple (obs. I), l'effet a été sensiblement le même que celui obtenu avec l'extrait de selles normales.

Que faut-il en déduire ? D'abord, nos observations ne portent que sur les selles d'alimentation au lait de vache. Ensuite elles sont trop peu nombreuses pour permettre des conclusions générales. Cependant nous pouvons faire remarquer que les effets des selles sont mortels dans les infections digestives primitives ; que toutes les selles pathologiques ont plus fâcheusement influencé les animaux que les selles normales.

Haushalter et Spillmann, de leur côté, ont trouvé aussi la toxicité des selles de gastro-entérite beaucoup plus grande que celle des selles normales ; mais ce degré de toxicité n'était pas en rapport avec la forme et la gravité de la maladie. Ceci doit nous rendre réservé dans nos déductions. Mais nous attirons l'attention sur ce fait intéressant que dans l'infection digestive secondaire (obs. VII), où les altérations débutèrent par la paroi, la toxicité était moins élevée que celle du contenu intestinal des infections digestives primitives.

L'envahissement du milieu intestinal par une bactérie nouvelle aux dépens de toutes les autres n'est donc pas la cause capable d'élever le plus son degré toxique. D'ailleurs, la suite l'a bien montré dans ce cas ; les manifestations intestinales étaient en voie d'amendement bien avant la mort de l'enfant, alors que les phénomènes de toxi-infection générale s'accusaient davantage. Cela confirme ainsi ce que nous disions de l'infection du chyme ; l'invasion, la multiplication et la virulence d'une espèce nouvelle ne font pas tout ; son terme ultime, la

toxicité, dépend de facteurs multiples qu'il faut rechercher.

La toxicité élevée des matières dans les infections
digestives doit, tout comme les toxines introduites avec
les aliments, provoquer une réaction de la paroi du tube
digestif. L'étude des lésions qu'elle provoque fait l'objet
du chapitre suivant et indiquera la mesure du rôle joué
par celles-ci dans le processus morbide qui nous occupe.

CHAPITRE CINQUIÈME

Lésions de l'intestin et leur rôle dans la pathogénie des infections digestives aiguës

Nous avons déjà décrit dans les observations IV, V, VII les lésions que nous avions rencontrées. Nous ne reviendrons pas sur cette description. Dans les trois cas, ce sont les lésions catarrhales qui dominent ; dans les observations IV et V, les lésions folliculaires se bornent à de l'hyperhémie et une légère infiltration embryonnaire dans l'un des deux cas. Dans l'observation VII, les lésions folliculaires envisagées dans leur ensemble ne sont guère plus accusées que dans les deux autres observations. Cependant dans un follicule il existe un véritable petit abcès ; mais tout se borne là.

La pénétration des microbes dans la muqueuse s'est effectuée dans les trois cas et n'a pas dépassé cette limite. Mais elle s'est faite d'une manière irrégulière et peu en rapport avec l'intensité des lésions. Dans l'observation IV, la quantité de microbes trouvés dans la muqueuse croît avec l'intensité des lésions à mesure que l'on descend sur le parcours de l'intestin. Dans les observations V et VII, au contraire, c'est au niveau du duodénum où les altérations sont les moins profondes et les moins étendues que les bactéries sont plus nombreuses.

Il faut avouer cependant qu'elles y sont en nombre assez restreint. Il est intéressant de remarquer que la flore contenue dans la paroi ne se compose pas de toutes les espèces observées dans le chyme au même niveau, ni même toujours de l'espèce dominante. Dans un seul cas (obs. VII) les microbes de la paroi, du contenu intestinal et du sang ont été identiques ; mais il s'agissait d'une entérite secondaire à une septicémie. Nous sommes donc en présence d'altérations anatomiques à peu près semblables dans les trois cas.

Dans l'observation VII, où la cause venait manifestement du sang, la toxicité du chyme était relativement faible ; dans les deux autres, où la cause venait du contenu, la toxicité de celui-ci était élevée. L'infection du chyme a donc été capable de provoquer les mêmes lésions que les agents pathogènes de la septicémie arrivant par la paroi ; ces lésions, simple manifestation de la réaction de l'intestin, se présentent avec le même aspect, que la cause soit venue du chyme ou de la paroi. Les microbes présents dans la muqueuse s'y sont introduits grâce à l'altération de celle-ci, tout comme à la suite des intoxications arsenicales, comme l'a démontré Marfan ; ils peuvent dès lors aggraver la situation, en constituant dans ce milieu des foyers d'élaboration de toxines nouvelles. Les saprophytes n'ont peut-être pas tous des aptitudes pyogènes, et l'on peut se demander si là n'est pas la cause de l'irrégularité de leur développement dans la muqueuse et la raison pour laquelle la flore de cette dernière ne comprend pas tous les éléments de celle du chyme.

CHAPITRE SIXIÈME

Des relations qui existent entre les phénomènes
dyspeptiques, les agents infectieux et toxiques
et les altérations anatomiques dans la pathogénie des infections digestives aiguës du nourrisson. — Classification.

Résumons maintenant les résultats de nos recherches
sur les quatre éléments qui engendrent les troubles
digestifs des nourrissons. Nous arrivons aux constatations
suivantes :

Les troubles dyspeptiques chez l'enfant allaité artifi-
ciellement présentent des caractères de similitude impor-
tants et nombreux, qu'il s'agisse de dyspepsie simple,
d'infection digestive primitive ou d'infection digestive
secondaire.

La flore intestinale subit les modifications les plus
variées et les plus inattendues dans son trajet à travers
l'intestin ; quels que soient les phénomènes pathologiques
observés, elle n'a aucun caractère spécifique.

Malgré cela, dans les infections digestives primitives,
le chyme a une toxicité plus élevée que dans les autres
cas, et les altérations anatomiques sont secondaires à
l'action de ces poisons. Il faut donc bien avouer que dans
ces cas le chyme a fermenté de manière anormale, qu'il a
subi par conséquent l'influence d'une flore modifiée soit

dans sa composition, soit dans ses propriétés biologiques, soit dans sa quantité ; ces modifications peuvent porter aussi bien sur les bactéries qui, pullulant normalement, ont une action empêchante sur le développement de microbes pathogènes, comme l'a fait entrevoir Tissier, soit sur les espèces qui habituellement n'ont pas la prépondérance. L'infection du chyme joue donc un grand rôle dans la genèse des diarrhées d'été chez les enfants au biberon ; pour obscure que soit son origine, son existence n'en est pas moins évidente.

Ceci n'exclut pas, bien entendu, les cas où l'intestin subit, comme les autres viscères, les conséquences d'une infection ou d'une intoxication généralisées causées par une maladie infectieuse. Mais ici, la paroi infectée par le sang s'altère primitivement ; l'altération du chyme suit et peut ne pas communiquer au contenu intestinal une toxicité égale à celle que produit son infection primitive.

En attribuant ce rôle à l'infection du chyme, nous sommes amené à admettre, au point de vue *étiologique* et *pathogénique*, quatre points de départ principaux pour les dyspepsies et les infections digestives du nourrisson.

Notre maître, M. le professeur d'Astros, dans des leçons encore inédites données à la Clinique des maladies infantiles de Marseille, admet lui-même une classification identique.

Avec lui nous distinguons :

1° *Les infections et intoxications alimentaires primitives*, dans lesquelles l'aliment, quel qu'il soit, arrive, altéré par fermentation ou par présence de substances toxiques, dans le tube digestif de l'enfant.

2° *Les troubles primitifs de la digestion* qui méritent surtout le nom de *dyspepsie*. Ils sont dus à une insuffisance *absolue* (débilité, etc.) ou *relative* (suralimentation, etc.) des ferments digestifs. Ils peuvent favoriser :

3° *Les anomalies de la flore intestinale, l'infection du chyme* encore mal élucidée dans sa pathogénie. Avec Escherich nous appelons *endogènes* les *infections digestives* qui entrent dans cette classe, par opposition à celles qui peuvent figurer dans la première que nous qualifions d'*exogènes*. Les fermentations du chyme varient suivant les principes sur lesquels elles portent avec prédominance : lactose, graisses, substances albuminoïdes. Souvent elles sont complexes et peuvent se modifier le long du tractus intestinal.

4° *Les maladies infectieuses de l'intestin* dans lesquelles l'*infection pariétale* est le fait primitif et dans lesquelles la porte d'entrée de l'agent morbide est variable : bouche, ombilic, etc. ; septicémie ou maladie générale : grippe, rougeole, etc.

Quel que soit le point de départ de l'affection, ces divers processus peuvent se combiner et se commander réciproquement. Aussi est-il nécessaire, pour débrouiller la complexité des éléments morbides, de les étudier d'après la méthode que nous indiquions au début de cet ouvrage. On peut alors faire le départ entre les phénomènes localisés à l'appareil digestif et ceux qui tiennent à l'état général, on peut déterminer dans quelle proportion ces derniers dépendent des troubles digestifs ou les engendrent. Cela permet d'admettre, un peu schématiquement peut-être, mais d'une façon *utile en pratique*, trois grandés classes cliniques d'infections digestives :

I. Les toxi-infections digestives localisées au tube gastro-intestinal ;

II. Les toxi-infections digestives avec intoxication et infection générales secondaires de l'organisme ;

III. Les toxi-infections digestives secondaires à une infection de l'organisme.

CONCLUSIONS

Ces conclusions ne visent que des cas observés chez des enfants soumis à l'allaitement artificiel.

I. Chez les enfants nourris au lait de vache stérilisé, la présence de caséine et de graisse non digérées dans le chyme intestinal prédispose le nourrisson aux infections digestives.

II. Quelle que soit l'origine des troubles digestifs (dyspepsie, infection du chyme ou infection de la paroi intestinale), les altérations de la composition chimique du contenu intestinal se ressemblent souvent par plusieurs caractères. Elles sont fonction et non cause de ces troubles, mais peuvent à leur tour les aggraver en offrant un terrain propice à l'infection.

III. La flore microbienne des selles normales des nourrissons répond à un type nettement caractérisé, toujours sensiblement le même.

IV. La flore microbienne du chyme intestinal varie beaucoup, suivant le point de l'intestin dans lequel on l'étudie. Ces variations sont encore plus accusées à l'état pathologique. Nous n'avons pu déterminer la loi qui les commande.

V. Néanmoins la flore correspond dans une certaine mesure et pour quelques espèces au moins (Protéolytes, B. Coli, Bifidus) à la composition chimique du milieu intestinal.

VI. La facilité avec laquelle la flore se modifie dans les diverses régions de l'intestin diminue beaucoup la valeur des recherches bactériologiques faites dans les selles seulement et met un grand obstacle à l'étude du ou des agents pathogènes des infections digestives.

VII. Nous avons trouvé la toxicité du contenu intestinal beaucoup plus élevée dans les infections digestives qu'à l'état normal. Elle a été plus accusée dans les cas d'infection du chyme que dans ceux où l'infection a débuté par la paroi intestinale et que dans la dyspepsie simple.

VIII. L'*infection du chyme*, quoique d'une origine encore fort obscure, nous apparaît comme le facteur principal dans la pathogénie des infections digestives aiguës primitives que nous avons observées.

IX. L'infection du chyme engendre une réaction secondaire de l'intestin et des lésions anatomiques semblables à celles que provoque l'infection primitive de la paroi intestinale.

BIBLIOGRAPHIE

ANDREWES. — Entérite folliculaire à streptocoques et à bacillus enteritidis sporogenes (Path. Soc. of London, oct. 1898).

ARDOIN. — Th. Paris, 1897.

AUSTERLITZ et LUNDSTEINER. — (Centralblatt für Bakt., 18 fév. 1898).

A. BAGINSKY. — Ueber den Durchfall und Brechdurchfall der Kinder (Jahrb. f. Kinderheilk., Bd. 8).

Untersuchungen über den Darmkanal der menschl. Kinder (Virchow's Archiv, Bd. 89).

Ueber Gährungsvorgänge im kindlichen Darmkanal (Deut. med. Woch., 1888, n°ˢ 20, 21).

Zur Biologie der normalen Milchkothbacterien (Zeitschr. f. physiol. Chemie, Bd. 12 et 13).

Ueber Cholera Infantum (Berl. klin. Woch, 1889, n° 46).

Ueber Cholera Infantum (Arch. f. Kinderheilk., Bd. 12).

Zur Pathologie der Durchfallskrankheiten der Kinder (Berl. klin. Woch., 1897, n° 2).

Zur Pathologie der Durchfallskrankheiten des kindlichen Aelters (Arch. f. Kinderheilk., 1897, Bd. 22).

Die Verdauungsstörungen im Säuglingsalter (Congrès Paris, 1900).

Zur Pathologie des Darmtractus (Arch. f. Kinderheilk., 1900).

A. BAGINSKY et M. STADTHAGEN. — Ueber giftige Produkten saprogener Darmbacterien (Berl. klin. Woch., 1890, n° 13).

BECK. — Ueber einen durch Streptokokken hervorgerufenen choleraverdächtigen Fall (D. med. Woch., 1892).

BIEDERT. — Kinderernährung im Säuglingsalter (Stuttgardt, Enke, 3° éd.).

Ueber diätetische Behandlung der Verdauungstörungen der Saüglingen (Arch. f. Kinderheilk., 1899).

BIENSTOCK. — Ueber die Bakterien der Fäces (Fortsch. der Med., 1883, et Zeitsch. f. klin. Med., 1884).
(Ann. de l'Inst. Pasteur, t. XIII, 1899).

BLAUBERG. — Experimentelle u. kritische Studien über Säuglingsfäces (Hyg. Institut, Berlin, 1897).

BLUM. — Sur un cas de septicémie à Pyocyanique (Centralbl. f. Bakt., t. XXV, n° 4).

BONGERS.— Die Sommerdiarrhöe der Säuglinge (D. med. Woch., 1889).

BOOKER. — A study of some of bacteria found in the dejecta of infants afflicted with summer diarrhoea (Trans. of Ninth Intern. Med. Congress, 1887, t. III).
A bacteriological and anatomical study of the summer diarrhoeas of infants (G. Hopkins Hosp. Reports, vol. VI, 1896).

BRUDZINSKY. — De la présence du Proteus vulg. dans les selles des nourrissons dyspeptiques (Jahrb. f. Kinderheilk., 1900, vol. II, p. 469).

CATHELINEAU.— Contribution à l'étude du B. viridis de Lesage (Ann. Inst. Pasteur, 1896, p. 228).

DE CÉRENVILLE. — Entérites à streptocoques (Ann. suisses des Sc. méd., 1895, t. II).

CHARRIN, DE NITTIS. — Le B. subtilis rendu pathogène (Soc. Biol., 10 juillet 1897).

COTTET. — Th. Paris, 1899.

COTTET, H. TISSIER. — Note sur un streptocoque décoloré par la méthode de Gram Soc. biol., juin 1900).

CORNELIA DE LANGE. ` a flore bactérienne de l'intestin chez les nourrissons bien portants (Jahrb. f. Kinderheilk., 1901, vol. IV, p. 721).

CZERNY et MOSER. — Klinische Beob. an magendarmkranken Kindern im Säuglingsalter (Jahrb. f. Kinderheilk., Bd. 38, 1894).

CZERNY et KELLER. — Formation des acides dans la gastro-entérite des nourrissons (Jahrb. f. Kinderheilk., 1887).

DAMASCHINO et CLADO. — Microbes en bâtonnet de la diarrhée infantile (Soc. Biol., déc. 1884).

DAMOURETTE. — Thèse, Paris, 1823.

DEMME. — (Hyg. Rundschau, mai 1892).

DOERNBERGER. — Ueber das Vorkommen der Streptokokken in der normalen und kranker Mundhöhle des Kindes (Jahrb. f. Kinderh., Bd. 35, 1893).

EBERLE. — Zahlung der Bakt. im normalen Säuglingskoht (Centralbl. f. Bakt, 1896).

EPSTEIN — Ueber acuten Brechdurchfall des Säuglings (Prag. med. Woch., 1881).

Beob. über Monocercomonas hominis und Amœbia Coli bei Kinderdiarrhöen (Prag. med. Woch., 1893).

ESCHERICH.— Die Darmbakterien des Säuglings und ihre Beziehungen zur Physiologie der Verdauung (Fortsch. der Med. 1885).

Beiträge zur Kentniss der Darmbakterien (Münch. med. Woch., 1886).

Les fermentations dans le canal digestif de l'enfant (D. m. Woch., 1888).

Beitrag zur Pathogenese der Bacteriellen Magen- und Darmerkrankungen im Säuglingsalter (Wien. med. Presse, 1889).

Ueber Streptokokken Enteritis (Wien. klin. Woch., 1897).

Die Bedeutung der Bakterien in der Ætiologie der Magendarmerkranknugen der Säuglinge (D. m. Woch., 1898).

Ueber Streptokokkenenteritis (Jahrb. f. Kinderh., 1899).

Contributo allo studio di colibacilli dell' intestino in condizioni normali e patologiche (La Pediatria, juin 1899).

Rôle des bactéries dans l'étiologie des gastro-entérites (LXX° Réunion des natur. et méd. allemands, 1899).

Des épidémies d'entérites dans les hôpitaux de nourrissons (Jahrb. f. Kinderh., 1900, vol. II, p. 1).

Le rôle des microbes dans les maladies gastro-intestinales des nourrissons : infections et intoxications ectogènes (Congrès Paris, 1900).

ETIENNE. — Note sur les streptocoques décolorés par la méthode de Gram (Arch. de méd. expérim., 1895, p. 502).

FINKELSTEIN.— Ueber Morbidität und Mortalität in Säuglingsspitalern (Zeitschr. f. Hyg., Bd. 28, 1898).

Etiologie de l'entérite folliculaire des enfants (Soc. de méd. int. Berlin, 13 juillet 1896).

FINKELSTEIN. — Bacilles des selles du nourrisson se cultivant dans des milieux fortement acides (D. m. Woch., avril 1900).

— 72 —

FISCHL. — Ueber septische Infection des Säuglings mit gastro-
intestinalen Symptomen (Zeitschr. f. Heilk., 1894).
Infection digestive chez le nourrisson (Rev. mens. des Mal.
de l'enfance, mai 1899).

GAILLARD. — L'entérite pneumococcique (Sem. méd., 25 août
1896).

GAILLARD et MONOD. — Entérite cholériforme due à l'association
du colibacille et de l'entérocoque (Soc. méd. hôpitaux, avril
1900).

GREENE-CUSTOM. — Contribution à l'étude de la virulence du.B.
coli, dans les diarrhées des enfants (Genève, 1896).

M.-A. GRJIBOVSKY. — De la puissance de résorption de l'estomac et du rectum chez les enfants à la mamelle (Thèse, Saint-
Pétersbourg, 1902).

HAUSHALTER et SPILLMANN. — Toxicité des matières fécales des
nourrissons (Congrès de Paris, 1900).

G. HAYEM. — Sulla cura della dispepsia della prima et ä, etc.
(Morgagni, XXIX, Maggio, 1887).

HESSE. — La non-persistance des bactéries pathogènes dans le
lait stérilisé (Zeitschr. f. Hyg., 1900, p. 346).

HEUBNER. — Infections septiques des nourrissons (Soc. des méd.
de la Charité, Berlin, 1895).

HIRSCH et LIBMANN. — Ein Fall von Streptokokkenenteritis im
Säuglingsalter. Weitere Mittheilungen über Streptokokkenenteritis (Centralbl. f. Bakter., XXII, 1897).

HOLST. — Catarrhe gastro-intestinal consécutif à l'ingestion de
lait de vaches atteintes de mastite streptococcique (Kristiania,
1895).

HUTINEL. — Choléra sec (Sem. méd. 1899, p. 25).

JEFFRIES. — The bacteria of the alimentary canal, especially in
the diarrhoea of infancy (Boston Med. and Surg. Journ , 1888).

JEMMA. — Recherches sur l'action pathogène des microbes du
lait (Rev. mens. des Mal. de l'enfance, janvier 1900).

KNÖPFELMACHER. — Verdauungsrückstände bei der Ernährung
mit Kuhmilch (Beitr. z. klin. Med., 1898).

LESAGE. — Dyspepsie et diarrhée verte des enfants du premier
âge (Rev. de Méd., 1887).

LESAGE. — Du bacille de la diarrhée verte (Arch. de phys., 1888, n° 21, p. 212).

(Thèse. Paris, 1889).

Choléra infantile et Choléra nostras (Sem. méd., 1890, p. 117).

Choléra infantile et Choléra asiatique (Sem. méd., 1890, p. 316).

Contribution à l'étude de l'entérite infectieuse des jeunes enfants (Soc. méd. des hôp., 1892, p. 28).

(Article « Gastro-entérites » in Traité des mal. de l'enf., t. II, 1897).

Contribution à l'étude des entérites infantiles (Soc. méd. des hôp., 18 nov. 1898).

De la gastro-entérite aiguë du nourrisson (Paris, Masson 1899).

LESAGE et MACAIGNE. — Virulence du B. Coli (Soc. Biol., 1892).

LESAGE et THIEROELIN. — Etude bactériologique de l'infection gastro-intestinale aiguë chez le nourrisson (Rev. mens. des mal. de l'enfance, 1894, p. 583).

MACRY. — Colite dysentériforme au cours de la rougeole (Thèse Paris, 1888).

MARFAN. — Les sources de l'infection chez le nourrisson (Presse méd., 5 janvier 1895).

Traité de l'allaitement (1 vol. in-8°, Paris, 1899).

Remarques sur les gastro-entérites du nourrisson (Soc. méd. des hôp., 1898, p. 801).

Le rôle des microbes dans les gastro-entérites des nourrissons (Rev. mens. des mal. de l'enf., août, sept., oct., nov. 1899).

Rapport sur l'étiologie et pathogénie des gastro-entérites des nourrissons (Congrès de Paris, 1900).

Les gastro-entérites des nourrissons (Paris, Masson, 1900).

MARFAN et L. BERNARD. — Bactériologie de l'intestin (Presse méd., 10 mai 1899).

De la transformation mucoïde des cellules glandulaires de l'intestin dans les gastro-entérites des nourrissons (Rev. méd., 12 juillet 1899).

Sur la présence des microbes dans la muqueuse intestinale des nourrissons atteints de gastro-entérite (Presse méd., 15 nov· 1899).

MARFAN et F. MAROT.— Infections secondaires dans la dyspepsie
gastro-intestinale chronique des nourrissons (Rev. mens. des
mal. de l'enf., août-sept. 1893).

MARFAN et C. NANU.— Recherches bactériol. sur les cadavres
des nourrissons (Rev. mens. des mal. de l'enfance, 1892, juillet).

MAROT. — Sur un streptocoque à culture apparente sur pomme
de terre (Arch. de méd. expérim., 1893, p. 548).

MARPMANN. — Ueber die Erreger der Milchsäuregährung (Er-
gänzungsheft zum Centralbl. f. allg. Gesundheitspflege, Bd.
2, 1886).

MESLAY et JOLLY. — Lésions de dysenterie consécutives à la
rougeole chez l'enfant (Soc. anat., mai 1895).

MOORE.— The analogy of summer diarrhoea and cholera (The
Brit. med. Journ., n° 1498, 1899).

E. MORO. — Sur les bactéries des selles se colorant par la méthode de Gram (Wien. klin. Woch., 1900, n° 5).

Le colibacille « rouge », le colibacille « bleu » et les bacilles
acidophiles de l'intestin du nourrisson normal (Jahrb. f. Kinderheilk., 1900, t. II, p. 38).

L'entérite à staphylocoques des nourrissons au sein (Jahrb.
f. Kinderheilk., 1900, vol. II, p. 530).

NETTER.— Sur l'entérocoque (Rapp. sur le travail de Thiercelin,
Soc. de Péd., janvier 1900).

NOBÉCOURT.— Les streptocoques de l'intestin des jeunes enfants
à l'état normal et pathologique (Journ. de phys. et path.
génér., 15 nov. 1899, p. 1162).

OPITZ.— (Zeitschr. f. Hyg. und Inf., 1898, Heft 3, p. 505).

D'ORLANDI.— Recherche des bactéries dans les matières fécales
du nourrisson par l'examen microscopique (Arch. de méd. des
enfants, 1899, vol. II, p. 409).

PAGLIARI.— Parassiti nelle feci dei bambini (Il Policlinico, 1894,
t. I, n° 1 et 2).

PAKES et WASHBOURNE.— Entérite à streptocoques (Soc. méd.
chir. de Londres, juillet 1898).

PETRUSCHKY.— Bacillus fœcalis alcaligenes (Centralbl. f. Bakter., t. XIX, p. 187).

J. PIGEAUD. — De la présence des bactéries et des streptocoques en particulier dans les selles des nourrissons dyspeptiques
(Jahrb. f. Kinderheilk., 1900, vol. II, p. 427).

VAN PUTEREM. — Ueber die Mikroorganismen im Magen von Säuglingen (Wratch, no 22, 1888).

QUINCKE. — (XVIe Congrès allem. de méd.)

H. QUINCKE. — Entérites à protozoaires (Berl. klin. Woch., 46 et 47, 1899).

RENARD.— Contribut. à l'étude des broncho-pneumonies infectieuses d'origine intestinale chez l'enfant (Thèse, Paris, 1892).

ROBERT. — Du rôle de l'intoxication dans les gastro-entérites (Thèse, Paris, 1898).

ROCHON.— Pneumococcie intestinale.

A. RODELLA. — Ueber anaërobe Bakterien in normalen Säuglingsstühlen (Zeitschr. f. Hyg., XXXIX, p. 201, 1902).

ROGÉR. — Etude sur la toxicité des produits solubles du B. coli commune (Arch. de phys. norm. et pathol., juillet 1893).

A. SCHMIDT. — Zur Kenntiss der Bakterien der Säuglingsfäces Wien. klin. Woch., 1892, no 45).

SCHOTTELIUS. — Die Bedeutung der Darmbakterien für die Ernährung (Arch. f. Hyg., XXXXII, p. 48, 1902).

SEIFFERT.— Zur Ætiologie der acuten Verdauungsstörungen der Säuglinge (Jahrb. f. Kinderheilk., Bd. XXXII, Heft 4).

SMITH.— Sur le coli-bacille des selles du nourrisson (Centralbl. f. Bakt., 1899, no 20, p. 689).

SOMMERFELD. — Untersuchung über Stoffwechselproducte des B. Coli und des kuppelförmigen weissen Bacterium (Arch. f. Kinderh., XXII Bd , III Heft, p. 226).

SPIEGELBERG. — Les affections pulmonaires consécutives aux mal. inf. et aux gastro-entérites (Arch. f. Kinderh., 1899, XXVII Bd., p. 367).

SZEGÖ.— Die Darmmikroben der Säuglinge und Kinder (Arch. f. Kinderh., XXII Bd., p. 25, 1897).

TAVEL. — Ueber den Pseudotetanusbacillus des Darmes (Centralbl. f. Bakt., Bd. XXIII, no 13, 1898).

THIERCELIN.— Thèse, Paris, 1898.
Sur un diplocoque saprophyte susceptible de devenir pathogène (Entérocoque) (Soc. de Biol., 7 juin 1897).
Du diplocoque intestinal ou entérocoque. Son rôle dans la pathogénie de certaines affections digestives (Soc. de péd. de Paris, nov. 1899, no 7, p. 208).

H. Tissier.— Le B. Coli et la réaction chromophile d'Escherich (Soc. Biol., 2 déc. 1899).

Recherches sur la flore intestinale du nourrisson (Thèse, Paris, 1900).

Tomkins.— Some bacteriological observations in connexion with summer diarrhoea (Lancet, Aug. 20, 1887).

Bacteriological researches in connexion with summer diarrhoea (Brit. Med. Journ., 443, 1888).

Touarelli. Entérite expérimentale à streptocoques (Centralbl. f. Bakt., 1897, n° 12).

Ueffelmann. — Zur Ætiologie der Cholera Infantum, etc. (D. M. Woch., 1880).

M. Vargas.— Rapport sur l'étiologie et la pathogénie des gastro-entérites des nourrissons au Congrès de Paris, 1900.

Variot. — Les diarrhées estivales des enfants et le lait stérilisé à Paris (J. de clin. et thér. infant., 22 sept. 1898).

Vaughan et Clymonds.— Some bacteriological poisons in milk and milk products (Jacobi's Festschr., New-York, 1900).

Veillon.— (Thèse, Paris, 1893).

Veillon et Zuber. — Recherches sur quelques microbes strictement anaérobies (Arch. méd. expérim., n° 4, juillet 1898).

H. Vincent. — Sur les aptitudes pathogènes des saprophytes (Ann. de l'Inst. Pasteur, XII, 785, 1898).

Williams et Cameron.— Sur une inf. généralisée à B. pyocyan. chez l'enfant (Journ. of Path. and Bact., 1896, p. 244).

Weinberg et Leroy des Barres. — Septicémie aiguë à streptocoque encapsulé (Arch. de méd. expérim., n° 3, mai 1899).

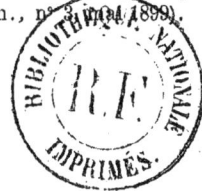

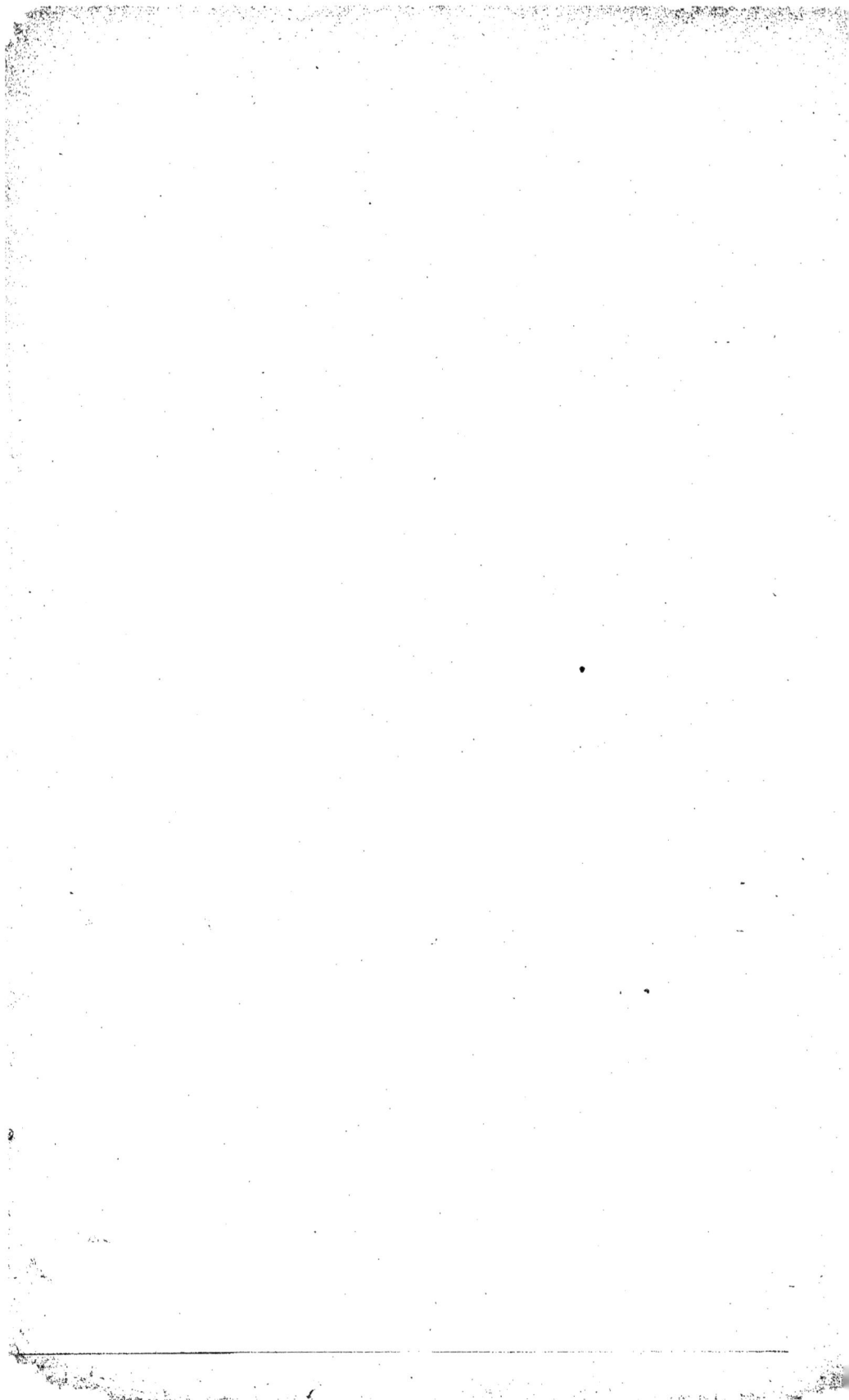

MARSEILLE. — IMPRIMERIE MARSEILLAISE, RUE SAINTE, 39.

www.ingramcontent.com/pod-product-compliance
Lightning Source LLC
Chambersburg PA
CBHW071240200326
41521CB00009B/1554